나는
1日1食
이렇게
성공했다

누구나 쉽게 시작하는 1일 1식 실천편

나는 1日1食 이렇게 성공했다

네이버 카페 '1일 1식 & 간헐적 단식' 지음

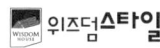

시작하며

　나구모 요시노리 박사의 《1일 1식》이 사회적으로 큰 관심을 불러일으킨 지도 어느덧 1년여의 시간이 되어갑니다. 가장 확실한 다이어트 방법으로도 많이 거론되지만 사실 '하루 한 끼'의 철학은 철저하게 '건강한 삶'을 향해 있습니다. 하지만 무조건 안 먹고 살만 빼겠다는 사람들의 의지는 자칫 영양 부족 또는 영양실조라는 부작용으로 이어져 1일 1식이라는 식습관에 부정적 이미지를 덧씌우고 논란을 불러일으키기도 합니다.

　하루 세끼가 몸에 밴 사람이 하루에 한 끼만 먹는다는 것은 사실 몸의 혁명을 도모하는 행위에 가깝습니다. 웬만한 의지로는 불가능할뿐더러 실제 1일 1식을 시작한 사람들 대부분이 일주일을 견디지 못하는 게 현실입니다. 그게 바로 표면적 다이어트에만 집착한 탓이기도 합니다.

　저를 비롯한 한국 사람들은 하루 세끼, 그러니까 하루를 '밥심'으로 버티는 것을 절대 진리처럼 생각해왔습니다. 하지만 조선시대 우리 조상들만 봐도 몸을 놀릴 겨를이 없는 농번기 때나 점심을 챙겨 먹었지, 보통은 '1일 2식'으로 하루를 살았다 합니다. 당나라에서 유래했다는 '점심(點心)'은 글자 뜻 그대로 아침 식사 후, 저녁 식사 전 간식 삼아 먹는 '소식'에 더 가까웠습니다. 한국 사람들이 하루 세끼에 강박 아닌 강박을 갖게 된 건 '보릿고개'라는 가난의 대명사가 결정적인 역할을 했으며 그때부터 세끼 식사는 배가 고프지 않아도 먹어야 하는 '당연한 일'이 된 것 같습니다.

그러나 지금은 옛사람들처럼 뙤약볕 아래서 농사짓는 것도 아니고 점심시간이라 해서 딱히 배가 고픈 것도 아닌데 점심 식사를 꼭 챙겨 먹어야 할까요? 1일 1식은 역으로 우리가 지금까지 불필요하게 너무 많이 먹어온 것은 아닌지를 다시 생각해보는 계기를 만들어주었습니다.

물론 성장기 어린이나 폐경을 앞둔 여성들처럼 혈당치가 떨어지기 쉬운 사람들에게 1일 1식은 득이 아닌 독이 될 수 있습니다. 체중이 40킬로그램 이하인 남성, 35킬로그램 이하인 여성도 물론 하루 한 끼를 지양해야 하며, 각종 궤양이나 대장염 등으로 출혈이 심한 상태일 때도 하루 한 끼를 섣불리 시작해서는 안 됩니다. 수유 중인 산모나 임신부도 마찬가지고요. 다만 그 외 사람들에게, 특히 일의 특성상 몸을 많이 움직이지 않아도 되는 사람들에게 1일 1식은 건강의 균형을 찾도록 도와줄 아주 매력적인 방법일 수 있으며, 실제 실천해 성공을 거둔 사례도 적지 않다는 사실을 나구모 박사와 1일

1식을 실천하고 있는 사람들이 분명하게 증명해주고 있습니다.

　1일 1식의 올바른 실천법과 노하우를 공유하고 함께 실천하고 싶은 간절한 마음에 카페를 개설한 지 벌써 아홉 달이 되었습니다. 초기에는 나구모 박사의 이론에 솔깃해 책을 본 회원들이 하나둘씩 모이기 시작했습니다. 함께 손을 잡고 '잘하고 있다'며 토닥토닥 따뜻한 격려를 나누면서 카페가 성장해왔고 회원들이 차츰차츰 늘더니 이제는 2만 5천여 명이라는 회원이 함께 1일 1식에 관심을 갖고 실천하고 있습니다.
　1일 1식을 통해 20킬로그램 이상 살을 빼고 건강을 되찾으신 회원들을 직접 만나 이야기를 들었고 카페에 올리신 체험기를 볼 때마다 저도 자극을 많이 받았습니다. 1일 1식을 실천하고 무좀이 나았다는 분, 머리카락이 다시 난다는 분, 피부가 좋아졌다는 분, 혈압이 정상으로 돌아왔다는 분들의 이야기도 수차례 들었습니다. 모두 1일 1식의 산 증인들이십니다.
　이 책에는 1일 1식을 꾸준히 실천하고 있는 분들의 경험담을 담았습니다. 상식을 깬다는 건 쉬운 일이 아닙니다. 하물며 삼시 세끼라는 상식을 지지하는 사람들과 늘 만나고 부딪혀야 하는 현실에서 하루 한 끼라는 식습관을 지켜내기란 여간 어려운 일이 아닐 겁니다. 이 문제는 도전하기 전이나 도전한 후에 거의 예외 없이 겪게 되는 실천자들의 고민이었고, 그렇기 때문에 극복해야 하는 과제였습니다. 바로 이러한 고민을 먼저 했고 급기야 극복해낸 분들의 생생한 1일 1식 실천기와 실천하는 데 유용한 정보와 전문지식을 책에 담았습니다.

하루 종일 굶다 한 번에 몰아 먹는다며 과식과 폭식을 걱정하는 전문가들도 있고 얼마 전엔 한 건강 전문 매체에서 1일 1식과 1일 5식을 비교 분석하는 기사도 나왔습니다. 맞습니다. 정답은 없습니다. 혹자의 말처럼 하루 세끼를 꼭 먹어야 하는 사람이 있는 반면, 하루 한 끼로도 충분한 사람도 있습니다. 여기선 그 후자를 다루며, 이 자리에서 직접 실천한 사람들이 그 사실을 증명해보고자 합니다. 하루 세끼 먹기를 단념하고 인터넷 카페에서 만나 자신의 세계를 공유한 사람들의 용기와 절제, 그리고 믿음의 이야기들. 이것이 바로 이 책에서 얘기하고자 하는 것입니다. 아무쪼록 망설임 없이 직접 인터뷰에 응해주시며 책으로 나오기까지 도와주신 카페 회원님들에게 감사드리며, 하루가 멀게 카페 게시판에 체험기를 올려주신 수많은 회원 분들께 진심으로 감사드립니다. 하루 한 끼 생활을 택하신 여러분들의 식습관 혁명에 진심 어린 응원과 지지를 보냅니다.

카페지기 통큰인정

차례

- 시작하며 ··· 4

1 편견 없이 1일 1식 시작하다

- 01 1일 1식을 하면 체력이 약해지지 않을까 ··· 12
- 02 1일 1식을 마음먹게 된 계기는 무엇인가 ··· 19
- 03 공복이 사람을 건강하게 한다 ··· 27
- 04 1일 1식과 소식, 무엇이 다른가 ··· 34
- 05 1일 1식이 가져오는 몸의 정화작용 ··· 39

2 1일 1식, 똑똑하게 골라 먹다

- 06 1일 1식 언제 먹을까 ··· 48
- 07 1일 1식으로 먹으면 좋은 음식 ··· 55
- 08 1일 1식, 비타민 부족에 빠지지 않는 법 ··· 73
- 09 1일 1식, 필수영양소를 보충하는 법 ··· 82
- 10 1일 1식 하면서 절대 먹지 말아야 할 음식 ··· 91
- 11 우유, 1일 1식을 도와주는 완전식품인가 ··· 103
- 12 1일 1식으로 밀가루 음식 괜찮은가 ··· 110
- 13 1일 1식과 함께 먹으면 좋은 과일 ··· 118
- 14 화학첨가물에 민감해진 입맛 ··· 135

- 부록   1일 1식, 52일의 기록 … 254
        1일 1식, 1마디 … 264

3

1일 1식으로
라이프 스타일이 바뀌다

15   1일 1식과 골든타임 … 144
16   유산소 운동으로 효과를 높이다 … 154
17   요요를 막아주는 1일 1식 다이어트 … 163
18   1일 1식을 하면 왜 피부가 좋아지는가 … 173
19   꾸준히 1일 1식 하면 병원 갈 필요없다 … 179
20   1일 1식이 가계 재정에 도움이 되는가 … 186
21   1일 1식이 가져올 세상의 변화 … 192

4

1일 1식,
위기를 극복하다

22   1일 1식 때 나타나는 명현현상 … 202
23   1일 1식에 얽매이지 마라 … 211
24   1일 1식으로 줄어든 식탐 … 217
25   회식 자리를 즐기는 방법 … 224
26   피할 수 없다면 차라리 즐겨라 … 231
27   간식으로 공복의 허기를 달래다 … 238
28   먹는 즐거움이 있다면 배고픈 즐거움도 있다 … 246

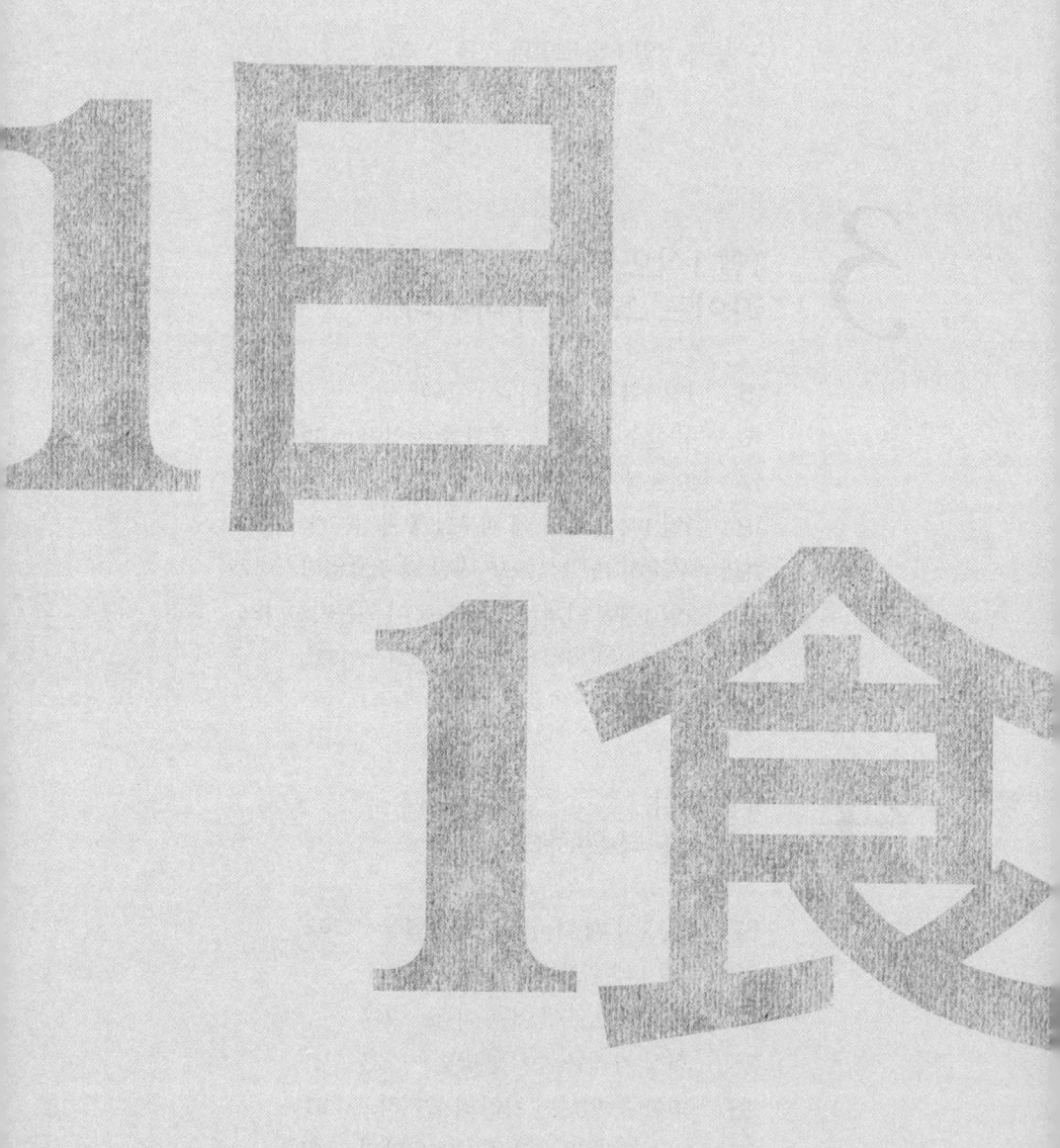

1

편견 없이
1일 1식 시작하다

1일 1식을 하면 체력이 약해지지 않을까

•

1일 1식을 마음먹게 된 계기는 무엇인가

•

공복이 사람을 건강하게 한다

•

1일 1식과 소식, 무엇이 다른가

•

1일 1식이 가져오는 몸의 정화작용

01

1일 1식을 하면
체력이 약해지지 않을까

1일 1식을 의심의 눈으로 보거나 반대하는 사람들이 논거로 가장 많이 제시하는 것이 바로 체력 또는 기력의 문제다. 한국인은 밥심으로 사는데 대체 하루에 한 끼만 먹고 어떻게 살 수 있느냐는 얘기다. 그러나 인간이 하루 세끼를 챙겨 먹기 시작한 것은 동서양을 막론하고 대략 19세기 초부터라고 한다. 그 전까지 인류는 아침, 저녁 두 끼를 먹거나 고대 로마의 경우 푸짐한 단 한 끼를, 그것도 저녁이 아닌 정오에 챙겨 먹고 하루를 살았다. 우리나라 농부들은 이른 새벽 아침을 먹고 해가 지면 저녁을 먹었는데, 점심은 그들에게 먹어도 그만, 안 먹어도 그만인 '마음(心)

에 가볍게 찍는 점(點)'에 불과했던 것이다. 결국 '하루 세끼' 규칙적인 식생활은 현대 영양학 상식이다. 한국에선 해방 이후 1950년대부터 1970년대 보릿고개가 끝날 시점에 완전히 정착한 것으로 알려져 있다. 하지만 사람의 위장이 음식물을 완전히 소화시키는 데 걸리는 시간은 8시간이기 때문에 하루 24시간(수면시간 포함) 안에 세끼를 모두 챙겨 먹는다고 했을 때 우리의 위장은 쉴 틈이 없게 된다.

1일 1식을 시작한 사람들

30대 정희연(클라라짱) 씨의 직업은 카페 매니저다. 하루 11시간씩 서서 근무하는 서비스직에 종사 중인 그녀는 이전까지 살짝 허기만 져도 짜증이 나 간식을 찾았다고 한다. 그러한 생활 패턴은 급기야 살을 찌웠고, 함께 일하는 다른 직원은 한 달에 무려 5킬로그램이나 살이 쪘다고 한다. 하지만 간헐적으로 찾아들어 짜증을 불렀던 그 허기는 습관으로 인한 오해였지, 실제 배가 고파 느끼는 허기가 아니었다고 그는 말한다. 그 허기란 이시하라 유미 박사가 말한 '공복감'이었던 것이다. 그는 1일 1식을 시작하면서 오히려 몸이 가뿐하고 역동적이 됐다고 했다. 활력이 넘쳐 그녀가 일을 더 열심히 하는 것을 보고는 직장 동료들은 "차라리 다시 세끼를 먹으라"

고 농담을 건넬 정도라고 한다. 정희연 씨는 1일 1식 생활에 접어든 뒤 오히려 체력이 좋아졌다고 다시 한 번 강조했다.

일본의 의학박사 고다 미쓰오는 적게 먹는 사람일수록 체력과 지구력이 뛰어나다고 했다. 그는 마라톤 선수들을 언급하며 그들이 하나같이 말했다는 사실을 지적했다. 물론 적게 먹는 습관은 마라톤 같은 격한 운동을 위한 체력뿐만 아니라 책상에 앉아 일하는 사무직 회사원들에게도 지구력을 선물한다고 그는 덧붙였다. 사무직 회사원들이 적게 먹어야 하는 근거는 세계보건기구에서 내놓은 하루 칼로리 권장량(2,400칼로리)에서도 나온다. 사람이 앉아서 일할 땐 보통 1분에 1.6칼로리가 소모되는데, 사무직 회사원들은 하루 권장량에서 300칼로리 정도 덜 섭취하는 것이 좋다는 것이다. 300칼로리면 밥 한 공기 분량이다.

《1일 1식》의 저자 나구모 요시노리 박사 역시 공복 상태로 있는 낮에 힘이 나지 않을 거라는 사람들의 걱정은 기우라고 했다. 그는 복서의 몸을 예로 들며 복서는 식사량을 적게 해 체지방을 1퍼센트까지 줄이지만 근육은 충분히 있다고 주장했다. 근육은 체지방이 0퍼센트가 되지 않는 한 분해되지 않는다는 것이다. 그뿐만 아니다. 최근 방영되었던 〈SBS스페셜: 끼니의 반란〉에서 '간헐적 단식'이란 개념을 소개하며 큰 관심을 끈 '40대 몸짱남' 조경국 씨도 일반적 우려와 달리 배가 비어 있으면 오히려 몸이 가볍고 힘이 나는 것 같다고 했다. 그는 술자리에 대한 부담도 없으며, 튀김 음식도 마다하지 않는다고 한다. 음식을 먹는 데 있어선 비교적 '자유인'에 속한다. 하지만 아침 식사만은 반드시 거르는 생활을 해오고 있다.

30대 공무원 생활을 하고 있는 양승호(스파트필름) 씨는 활동할 만한 충분한 에너지원(지방 등)이 저장되어 있음에도 불구하고 한 끼만 굶어도 배가 고프고 힘이 빠진다는 느낌을 갖는 건 결국 뇌와 몸의 착각이라고 말한다. 그의 말에 따르면 가령 한 끼를 굶어 당질이 떨어지게 되면 몸에서는 당질이 떨어졌으니 지방질(혹은 단백질)을 에너지원으로 사용하려는 어떤 메커니즘이 발생하는 것이다. 하지만 이 시기를 지나면 오히려 배가 고프지 않다는 느낌을 받게 되는데 결국 체력적으로 힘들다는 느낌은 일시적일 뿐, 지속적인 것은 아니라는 얘기다. 그는 경험으로 그걸 알고 있었다. 그 역시 처음엔 한 끼만 먹고 공복 때 배가 고파 안절부절못한 적도 있었지만 적응 후엔 오히려 공복 상태에서 몸이 스스로를 치유한다는 생각에 더 힘이 났다고 한다. 그리고 시간이 지나니 아예 그런 허기조차 느껴지지 않았다고 한다. 몸이 1일 1식에 적응한 것이다.

적게 먹어도 체력에 문제가 없다는 가정을 뒷받침해주는 공공연한 사례들은 의외로 많다. 가령 인간의 생로병사에 집중하는 모 방송 프로그램에 출연한 96세의 한 소식주의자는 아침 7시 반에 공장에 출근해 밤 9시에 퇴근, 그리고 집에 도착하여 잠 드는 시간이

11시임에도 체력적으로 끄떡없는 생활패턴을 보여주었다. 그는 "5시간만 자면 된다"며 오히려 적게 먹는 것이 음식 영양분을 100퍼센트 흡수하는 과정이라고 말했다. 이는 1일 1식 후 적당히 또는 적게 먹고 꼭 필요한 곳에만 에너지를 쓸 수 있게 된 느낌을 말한 30대인 홍미진(멋진토끼) 씨의 의견과 궤를 같이 하는 부분이다.

30대 정수진 씨는 "생각하기 나름"이라며 밥을 안 먹어서 힘이 없다는 말은 결국 스스로 세뇌시킨 결과라고 말한다. 하루 세끼는 물론 커피나 음료, 간식까지 빠뜨리지 않는 생활패턴에 익숙해지면 조금만 덜 먹어도 힘이 없다는 생각이 들기 때문이다. 그는 하루 한 끼를 먹더라도 영양소만 충분히 잘 섭취해주면 체력적으로 힘들지 않을 것이라 했다. 지금 우리 몸에, 내장 안에 저장되어 있는 과다 영양과 지방들을 사용해도 최소 며칠 동안은 체력적으로 힘들지 않을 것 같다는 그의 의견은 소식과 단식, 감식을 주장하는 학자들의 공통된 견해이기도 하다.

우선 일주일만 실행해본다

물론 만사가 첫술에 배부를 수 없듯 1일 1식도 처음부터 모든 사람들에게 만족감을 준 것은 아니다. 인터뷰 당시 1일 1식 108일

차를 맞은 하현의달 씨는 기운이 없는 등 초기에 체력적인 문제를 겪었다. 하지만 더 큰 문제는 심한 우울감과 무기력감이었다고 밝혔다. 뭔가 지친다는 생각이 들고 계속 배가 고프다는 마음이 들어 짜증이 많이 났다고 한다. 미국, 네덜란드 공동 연구팀은 참가자 104명을 대상으로 간식을 77퍼센트 더 많이 먹은 집단과 그렇지 않은 집단의 배고픔 정도에 차이가 없는 것을 밝혀냈다. 배고픔이란 실제 먹는 것과의 연관성보다는 심리상태와 더 밀접한 관련을 갖는다고 한다. 예컨대 오후에 점심을 먹은 뒤 몇 시간이 지나면, 몸에는 더 이상 연료가 필요 없음에도 뇌는 식욕을 계속 부추기는 것이다. 하현의달 씨는 바로 이 지점을 1일 1식 공복으로 극복해낸 것으로 보인다. 그는 지치고 짜증났던 초기 고비를 지나 몸과 마음이 회복세에 접어드는 걸 느꼈고 급기야 아침 공복산행도 가뿐히 해낼 만큼 '내공'이 쌓였다고 자부했다. 가짜 배고픔과의 심리전에서 승리한 것이다.

2년째 1일 1식을 실천했다는 한국모바일캐스트 박세환 대표는 한 언론과의 인터뷰에서 "소비하지도 못하면서 과도하게 섭취하는 일은 장기적인 자살"이라고까지 말했다. 1일 1식 카페 회원인 운기조식 씨는 인류는 몇날 며칠을 굶어도 늑대처럼 빠르고 억센 힘을 발휘했기 때문에 존속할 수 있었다고 한다. 이는 결국 구석기 시대 호모사피엔스가 오로지 고기와 야채를 주식으로 살면서 여느 포식자처럼 몸에 축적된 지방을 이용해 음식 없이도 오랫동안 생존할 수 있는 능력이 있었기 때문이다. 운기조식 씨는 하루 세끼를 먹어야 한다는 것은 거의 종교적 맹신에 가깝다고 했다.

실제 그렇다. 사람은 배가 부를 때 면역력이 떨어진다. 위가 비어 있는 시간에 인간의 혈액은 깨끗해지고 면역력이 높아지며, 건강 유지는 물론 질병을 회복시키는 힘도 생긴다. 1일 1식 실천 후 1주일 만에 앓은 감기와 2주일 만에 찾아온 설사 증상을 다음 날 모두 떨쳐낼 수 있었던 고운하늘 씨의 경험은 바로 이러한 이유에서다.

이혜미(근월), 정성민(건강이) 씨의 말처럼 사람들은 스스로 해보지 않은 일에 앞서 판단하거나 비판하는 경향이 있다. '삼시 세끼'는 대부분의 한국인들이 태어나서부터 체득해온 생활습관이어서 판단도 비판도 할 필요가 없는 그저 당연한 '상식'일 뿐이었다. 하지만 상식과 편견은 깨지라고 있는 법. 1일 1식 실천자들은 입을 모아 "딱 1주일만 해보라"고 권한다. 편견을 버리고 스스로 생각하며 소식의 평안함, 공복의 즐거움이 건강에 어떤 영향을 미치는지 직접 확인하라는 것이다. 그 일주일이 평생 체력을 바꿔줄 수도 있지 않겠는가.

1일 1식을
마음먹게 된 계기는 무엇인가

사람이 행동과 생각에서 변화를 보일 땐 항상 그럴 만한 이유가 있게 마련이다. 그것을 우리는 '계기'라고 부른다. 가령 박찬욱이 세계적인 거장이 될 수 있었던 계기는 '영화광' 시절 접한 1만 편의 영화들이었고, 소설가 밀란 쿤데라가 자신의 가장 유명한 작품을 영화화한 필립 카우프만 감독의 〈프라하의 봄〉 음악 선곡을 직접 한 계기 역시 레오시 야나체크의 문하생이자 피아니스트였던 자신의 아버지가 있었기 때문이다. 영국의 국민 밴드 뮤즈의 매튜 벨라미 역시 '너바나'를 듣지 않았다면 록커가 아닌 클래식 음악가로 살아갔을지 모른다.

하물며 1일 1식을 하게 된 사람들도 계기가 없을 리 없다. 신드롬을 불러일으킨 나구모 요시노리 박사 역시 쉰두 살에 심장병으로 쓰러진 조부와 예순두 살에 심근경색 발작을 일으킨 부친의 요양 생활이 하루 한 끼 식사의 계기가 되었다. 자연과 더불어 사는 이태근 씨는 진정한 자유를 '먹는 것'으로 규정하고 세끼 밥을 꼬박꼬박 챙겨 먹는 것은 자기 몸에 대한 학대라고 했다. 배가 고플 때만 먹는다는 1일 1식의 모토를 보듬는 이 생각이 그가 '자연인' 이태근으로 살아가는 부분적 계기가 된 것은 물론이다.

몸이 알아채다

|

인터뷰에 응해준 사람들의 1일 1식 실천 계기는 크게 두 가지다. 건강과 다이어트. 더 정확히는 건강한 다이어트 내지는 다이어트와 건강 유지를 동시에 해내겠다, 정도의 의지다. 이는 '잘록한 허리'와 '회춘'을 장담한 나구모 박사의 집필 의도와 정확히 궤를 같이 한다.

2011년, 이혜미 씨는 위궤양 진단을 받았다. 이후 한 달간 약을 복용하고 식이 조절로 나았지만, 위장이라는 건 한 번 망가지면 스트레스나 나쁜 식습관으로 인해 재발한다는 것은 널리 알려진 사실이다. 그는 결국 지난해 업무 스트레스와 불규칙한 식사 때문에 위염에 역류성식도염까지 앓게 된다. "아직 나이가 어린데 빨리 식습관을 개선하지 않으면 평생 고생할 것"이라는 의사 소견에 이 씨는 겁을 잔뜩 먹었다. 바로 그때 언론들이 1일 1식을 다루기 시작했고 더 이상 물러날 곳이 없었던 이 씨 역시 나구모 박사의 경험담을 접하고 곧바로 실행에 옮겼다고 한다.

건강은 지극히 개인적인 것이다. 흔히 내 몸이 어떤지는 자신이 가장 잘 안다고 말하는 것처럼 의사는 그저 환자들의 몸 상태를 자신이 알고 있는 지식에 입각해 진단하고 처방할 뿐이다. 건강과 관련한 생활습관을 바꾸는 결정적인 계기는 의사의 처방이 아닌 당사자의 느낌에서 비롯되는 경우가 많다. 실제 나이 지긋한 어르신들은 스스로 건강하다는 생각이 들면 의사 처방을 무시하는 경우가 종종 있고, 또 어떤 사람들은 인터넷 검색 등 온갖 방법을 동원해 처방 받은 약 목록에서 자신에게 꼭 필요한 것들만 '선택 복용'한다.

1일 1식 카페 회원이자 치과의사인 40대 여성은 직장을 다니면서 몸이 안 좋다고 느낀 경우가 많았다. 특히 일을 하다가 어느샌가 조는 일이 잦았고, 기억력 감퇴는 물론 극도의 피로까지 동반돼 생활습관을 바꿔야 함을 직감했다고 한다. 그래서 택한 것이 바로 1일 1식이었다. 캔서 에이지(Cancer Age)라 불린다는 40대 중반의 그녀에게 1일 1식은 주위 또래들의 암 진단 소식에 거의 반사적으로 선택한 지극히 '개인적인' 선택이었던 것이다.

자취와 독신 생활은 생활습관뿐만 아니라 건강에도 큰 영향을 끼치는데, 하물며 혈혈단신으로 해외 유학이라도 가면 식생활 패턴은 쉽게 무너지고 건강은 심각한 위협을 받기 십상이다. 2011년 1월 홀로 일본 유학길에 오른 50대 우주인 씨는 간편한 일본식 도시락과 컵라면을 즐겨 먹는 잘못된 식생활로 인해 이듬해 4월부터 입안이 헐고 피부에 멍이 드는 증상을 겪었다고 한다. 이때부터 종합영양제와 비타민C를 따로 챙겨 먹었지만 이전에 먹던 인스턴트 메뉴는 크게 바꾸지 않았다. 그 결과 어지러움과 두통이 심해졌는데 그때 일본의 TV에 출연한 나구모 박사의 말을 메모해둔 것이 인연이 되어 1식을 하게 되었다고 한다.

이처럼 건강은 개인적인 것인 만큼 건강을 지키는 것도 오롯이 개인의 몫이다. 물론 몸 상태에 대한 자각과 행동 변화의 계기 역시 지극히 개인적인 경험에서 온다는 것은 두말할 필요가 없다.

반면, 개인을 넘어 가족의 건강 상태가 1일 1식의 계기가 된 사람들도 있다. 행복남 씨는 10여 년간 당뇨를 앓아온 부친을 보며 1일 1식을 마음먹었다고 한다. 꾸준한 식이요법과 운동을 통한 혈당 관리에도 한계가 있었는지 그의 부친은 어느 날 혈당이 급격히 올라 병원에 입원하여 2주 정도 치료 받았는데, 인터뷰 당시에는 퇴원 후 인슐린으로 혈당을 조절하고 있었다. 그는 부친의 옆 병상에 있었던 60대 남성이 당뇨 합병증으로 한쪽 다리를 잃을 처지에 놓인 상황에 충격을 받았다. 그일을 계기로 당뇨 합병증에 대하여 알아봤고 그렇게 접한 것이 조금씩 사람들의 입에 오르내리고 있었던 나구모 박사의 책이었다. 그가 1일 1식을 마음먹은 결정적인 이유는 인슐린 저항으로 인한 당뇨병의 무서움과 카페인에 대한 나구모 박사의 설명이었다.

다이어트를 통한 건강한 생활, 건강한 생활을 통한 다이어트

물론 병은 유전되는 것이 아니다. 신야 히로미 박사는 당뇨, 고혈압, 심장병, 암 같은 성인병이 대를 이어 나타나는 것은 부모의 발병 원인인 생활습관을 자식 세대가 물려받았기 때문이라고 했다. 즉, 부모의 음식 취향과 조리법, 생활 리듬, 가치관 등이 함께 살면서 부지불식간 자식에게 옮겨가는 것이다. 실제 한 연구에선 일란성 쌍둥이보다 함께 산 부부가 같은 질병을 앓을 확률이 더 높다는 결과를 제시한 바 있다. 결국 가족력이라 치부되곤 하는 질병의 대물림은 엄마 뱃속에서부터 타고나는 것이 아닌, 함께 살면서 갖게 되는 습관의 공유에서 비롯되는 셈이다.

정희연 씨의 아버지는 고혈압을, 오빠는 당뇨를 앓았다. 엎친 데

덮친 격으로 2012년 6월엔 모친까지 뇌출혈로 쓰러졌다. 수술까지는 하지 않아도 된다는 의사의 말에 안도했지만 어머니는 퇴원 후 한 번 더 쓰러졌고, 결국 몸 왼쪽에 미미한 마비 증상이 오고 말았다. 급기야 본인도 직장인 건강검진에서 우려할 만한 콜레스테롤 수치와 과체중으로 인한 비만 판정을 받았다. 그때 정 씨는 '가족 모두에게 병이 있는 건 같이 먹는 식생활이 문제일 것'이라는 의구심을 가졌다. 실제로 그간 정 씨의 어머니가 차려준 반찬은 늘 고기와 기름진 음식이었다고 한다. 그가 '가족 식생활'에 대한 해답을 일부러 구한 것은 아니었다. 해답은 우연히 찾아왔다. 한 대형서점에서 당시 베스트셀러였던 《1일 1식》을 접했는데, 책을 보니 문제의 근본 원인이 역시 식생활에 있음을 확신했다. 1일 1식 습관은 그날, 그렇게 정 씨의 라이프 스타일이 되었다.

1일 1식은 다이어트와 건강한 생활이라는 두 마리 토끼를 함께 잡으려는 사람들로부터 가장 뜨거운 환영을 받았다. 학원 원장인 유니맘 씨는 낮 12시부터 밤 10시까지 쉴 틈 없이 돌아가는 하루 일과에 치여 항상 '물에 담근 솜옷을 입은 느낌'으로 지냈다. 어릴 때부터 다니던 한의원에서 급기야 신장, 심장, 간, 그리고 자궁이 모두 안 좋아진 상태라 일을 줄여야 한다는 얘기를 들었다. 유니맘 씨는 3년 전 아버지가 심근경색으로 쓰러져 자신에게도 '드디어 올 게 왔구나' 하고 생각했다고 한다. 건강의 이유로 다이어트를 결심한 그때, 나구모 박사의 《1일 1식》을 만나게 된다. 그동안 안 해본 다이어트가 없었다는 그는 이틀 동안 책을 다 읽고 결국 중요한 건 무엇을 먹는지가 아니라 '얼마만큼' 먹는지임을 깨달았다고 한다. 유니맘 씨는 1일 1식으로 식생활 패턴을 바꾼 뒤 집요했던 두통은 물론, 좋지 않다고 진단 받은 장기들이 정상화됐고 다이어트와 피부 미용 혜택까지 누리며 크게 만족했다. 유전이 아닌 '습관'에서 벗어난 것이다.

반대로 다이어트는 성공했는데 건강에서 적신호를 발견한 사례도 있다. 조낙현(짠지) 씨는 40대가 되기 전 마지막이라는 각오로 2005년 다이어트에 몸을 던졌다. 당시 그의 몸무게는 84킬로그램 정도였고 취미는 "먹자마자 발라당 누워 자는 것"이었다고 한다. 1년 정도 저녁을 거의 먹지 않다시피 하며 헬스를 병행해 15킬로그램 감량을 이뤄냈다.

하지만 문제는 변하지 않는 식습관이었다. 2012년 2월경 선배와 새벽까지 술을 마시고 집으로 돌아왔는데, 가슴 통증이 느껴졌다. 결국 그는 두 달 뒤 서울대 병원에서 심혈관수술을 받았다. 수술을 받고 나서 건강에 관심을 갖게 되었는데, 그해 9월 《1일 1식》을 접하며 "바로 이거구나"라고 한 것이 지금까지 이어졌다. 그에게 1일 1식은 다이어트보다는 건강을 되찾기 위한 '계기'가 되었다.

스페인 철학자 오르테가 이 가세트는 상황과 선택이 삶을 구성하는 두 가지 근원 요소라고 했다. 그는 절망하고 될 대로 되라고 할 때조차 선택하지 않는다는 걸 선택한다며 선택의 중요성을 강조했다.

다이어트를 위해서든 건강한 생활을 위해서든 1일 1식은 누구에게나 '선택'이다. 그 선택은 어떤 계기를 필요로 하고, 그 계기는 저마다 달라 포포비 씨처럼 "먹고 바로 자라", "운동하지 마라" 같은 책 속의 의견일 수도 있고, 켄신짱 씨처럼 "살찌고 작은 언덕도 올라가기 힘들어하는" 자신의 모습이 싫어서일 수도 있다. 물론 무병장수를 자신하는 스물세 살 정성민 씨처럼 1일 1식을 '수신의 기본'으로 여기는 사람에겐 나구모 박사의 철학 그 자체가 하나의 계기였으리라. 이처럼 계기는 다 다르지만 1일 1식은 분명 같은 지향점을 갖는다. 그것은 바로 다이어트를 통한 건강한 생활, 그리고 건강한 생활을 통한 다이어트다.

03

공복이 사람을 건강하게 한다

저명한 영양학 박사인 조엘 펄먼은 건강과 적정 체중 유지를 위해 필요한 양을 알려주는 것이 '진정한 배고픔'이라고 했다. 나구모 요시노리 박사가 주장한 '꼬르륵' 회춘 호르몬이 바로 이것이다. 실제 우리 몸은 '진짜' 배고픔을 만족시키기 위해 먹으면, 몸에 지방이 쌓이지 않아 체중이 늘지 않을 뿐더러 그 영양소는 온전히 근육을 보전하기 위해 쓰인다고 한다.

이시하라 유미 박사는 현대인이 질병을 앓는 원인을 과식이라고 했다. 그에 따르면 공복 상태에서 사람 몸은 상태가 좋아지고 상쾌한 기분이 드는데, 이는 공복이 자연에 가장 가까운 상태이기 때문이다. 이 말은 결국 17만 년 인류사에서 대부분을 차지하는 '기아와의 투쟁'을 통해 견고한 신체적 방어 시스템을 획득한 인간에게 가장 알맞은 상태가 공복이라는 이야기와 같다.

필연적으로 활동 상태에 있어야만 하는 현대인들에게 낮은 '일 모드', 즉 교감신경이 활발해져야 하는 때인데 이는 공복일 때 정점에 이른다. 또한 사람은 공복일 때 비로소 머리가 맑아지고 집중력과 아이디어, 기억력도 높아진다. 전날 저녁을 충실히 섭취했으면서도 아침을 거르는 바람에 집중이 안 된다거나 배가 고파 힘이 안 난다는 생각은 진정한 배고픔이 아닌 '가짜 배고픔', 즉 몸이 아닌 생각으로 느끼는 '공복감'일 뿐이다. 그래서 《양생훈(養生訓)》의 저자 가이바라 에키켄은 전날 밤 먹은 것이 아직 막혀 있다면 다음 날 아침은 먹지 말라고 했다. 나구모 박사 역시 위궤양에 걸린 다음에는 치료를 위해서라도 절식이 필요하다고 했다. 이는 1일 1식 공식 카페 회원들의 증언에서 증명된 사실이기도 하다. 변비도 마찬가지다. 꿈틀대는 장운동은 공복일 때 더 활발해지고 장운동이 원활해지면 장 속에 남아 있는 노폐물 배설을 돕는 모틸린이라는 소화관 호르몬이 나온다. 이것이 바로 '공복의 힘'이다.

공복과 위

공복과 관련한 오래된 질문이 있다. 공복이 되면 위가 쓰리다는 것이다. 포포비 씨는 언젠가 "위가 완전히 비워지면 위액이 나와 위가 상한다"는 말을 들은 적이 있다고 했다. 하지만 공복 상태 자체가 위를 상하게 하는 것은 아니다. 식사 전후 또는 새벽 공복 때 위가 쓰리거나 아프다면 위궤양이나 십이지장궤양 또는 염증을 의심해봐야 한다고 전문가들은 말한다. 그러니까 단순히 뱃속이 비어 아픈 것이 아니라 이미 어떤 질병이 진행되고 있기 때문에 위가 아픈 것이다.

물론 공복 상태에서 음식물을 생각하거나 냄새를 맡으면 위액이 다량 분비되어 위를 상하게 할 수는 있다. 이는 커피나 우유를 마셔도 마찬가지다. 그래서 양승호 씨는 1일 1식 초기 공복 때는 물을 마셔주는 것이 꼭 필요하다고 말한다. 그렇게 시간이 지나 뇌가 음식을 생각하거나 냄새를 맡아도 그 음식이 위로 들어오진 않으리라는 공복 상태를 정확히 인지하게 될 때 위액 분비는 현저히 줄게 된다. 결국 적응의 문제이겠지만 위장질환이 있는 사람들은 평화로운 공복 상태에 이르기까지 짧지 않은 적응기가 필요할 것이라고 양 씨는 덧붙였다. 이는 아마도 완전 공복 상태에서 위가 쓰리고 혈당이 낮아진 경험을 한 이혜미 씨 같은 사람에게 해당하는 조언일 것이다.

 어떤 일이든 적응기가 필요하다. 심리학자인 피아제의 인지발달 이론에 따르면 인간에게 적응이란 새로운 도식을 만들거나 기존 도식을 변화시키는 것이다. 늘 해오던 같은 업종으로 이직을 해도 수개월은 새로운 둥지의 분위기를 읽어내야 하는데 하물며 수십 년간 몸에 배인 '삼시 세끼' 습관을 바꾸는 일이야 두말할 필요가 없다. 그래서 1일 1식 실천자들의 대부분은 초기에 경험하는 공복을 힘들어한다. 새로운 도식을 만드는 것도 기존 도식을 변화시키는 것도 사람에겐 똑같은 난제(難題)인 셈이다.

 '의지박약'의 40대 여성 회원의 경우, 익숙지 않은 상태에서 공복을 지속하는 것이 매우 힘들었다고 한다. 습관이 된 공복은 짜증과 신경질이라는 또 다른 습관을 불러왔다. 그렇게 얼마가 지나 공복에 익숙해질 즈음 이젠 입이 심심해지기 시작했다. 무엇을 먹긴 해야 할 것 같은데 그것을 할 수 없으니 답답한 노릇이다. 그래서 선택한 것이 바로 껌인데 아침에 일어나 물조차 마시지 않고 나구모 박사가 선택한 이 아침 식사 대체물을 한낮의 공복을 이겨내는 데 응용한 것이다. 이제 그는 업무 중 허기가 져도 '아, 공복이구나' 하고 그냥 지나친다고 한다. 가짜 배고픔인 공복감이 아닌 진정한 배고픔, 진짜 공복을 알게 된 것이다.

 공복은 결국 몸과 심리의 연동이 빚어내는 느낌이다. 위가 비어서 배가 고프고 배가 고프니 짜증과 졸음이 몰려오고 그러니 일도 손에 안 잡힌다. 하루 세끼를 먹는 대부분의 사람들이 아침 식사를 거르거나 했을 때 아마 이러한 몸 상태, 심리 변화에 대해 말할 것이다. 10주째 1일 1식을 실천해온 김재중(leokjj) 씨는 여전히 아침에 채워져야 할 배가 채워지지 않아 속이 든든하지 않다고 한다. 특히 전날 이른 저녁을 먹게 되거나 약간의 술이라도 마시게 되면 이 현상은 더욱 심해진다고 했다. 반면, 심리적으론 '채워야 한다'는 몸의 낯익은 요구와 '공복하자'라는 머리의 낯선 다짐이 빈번히 교차하는 애매한 느낌이라고 그는 밝혔다. 이는 하루의 시작은 배를 채우면서 해야 한다는 고정관념이 강박으로 남은 것이리라. 하지만 그는 분명히 공복 상태가 건강에 나쁘다는 느낌은 들지 않는다고 했다. 혹자들이 지적하는 속 쓰림 같은 현상이 전혀 없기 때문이다. 재중 씨는 공복의 몸이 얼마나 가볍고 활기가 넘치는 것인지를 매일 출퇴근길에 몸소 깨닫고 있다며 만족해했다.

"공복이 아주 명랑하고 상쾌한 느낌을 가져다줍니다. 특히 새벽 4시에 일어나 12시까지 몸 상태는 최고 컨디션이며, 정신은 더욱 또렷해지는 느낌입니다. 운동을 병행하면 아침이 더 상쾌해집니다." (행복남)

공복과 맑은 머리

|

배가 고파야 머리가 맑아지고 몸이 가벼워진다는 나구모 요시노리 박사의 말은 옳았다.

정수진(May) 씨도 1일 1식을 시작한 지 3일 만에 그것을 느낀 것 같다. 그는 공복 습관을 들이면서 감정의 변화가 줄고 머리가 맑아지며, 마음이 편안해진 경험을 했다. 특히 오후만 되면 찾아오던 졸음이 완전히 사라졌다는 얘기는 좀 더 흥미로운데, 이 역시 음식이 몸에 들어오면 졸리는 것이 당연한 생리현상이라고 말한 나구모 박사의 말이 증명된 부분이다. 배를 비우면 졸음은 멀어진다.

성경에는 "채소를 먹으며 서로 사랑하는 것이 살찐 소를 먹으며 서로 미워하는 것보다 나으니라(잠언 15:17)"라는 말이 있다. 즉, 채식하는 사람은 순하고 육식하는 사람은 상대적으로 공격적이라는 얘기인데, 이는 과거 영국의 한 의학 전문지에서 육식을 하는 아프리카 마사이족과 채식을 하는 키키유족을 비교분석한 논문을 통해 증명된 사실이기도 하다.

대한민국은 현재 바야흐로 힐링과 긍정의 시대라 할 수 있다. 공복은 굳이 따지자면 사람을 순하게 하는 채식에 가까워 종종 경험자들에게 '긍정의 힘'을 일깨우곤 한다. 포포비 씨, 하현의달 씨의 경우가 그렇다. 두 사람은 1일 1식을 시작한 뒤 상쾌한 기분과 맑아진

정신, 여기에 성격도 밝아지고 화가 줄어드는 등 긍정 마인드를 얘기했다. 이전에는 배고프면 스트레스를 받았다던 유니맘 씨 역시 이젠 공복일 때 기분이 좋고 만복일 땐 힘들다고 했다. 그는 골다공증 걱정만 없다면 평생 1일 1식을 할 생각이라고 했다. 물론 골다공증의 원인이 동물성 단백질이 많은 식사, 소금과 카페인의 과다 섭취, 비타민D 부족, 비타민A 과다, 운동 부족인 만큼 '아침을 열어주는' 커피부터 조금씩 줄여나가는 일이 필요할 것이다.

수십 년간 단식을 지도해온 미국의 한 의사에 따르면 진짜 배고픔이란 사람이 갈증을 느끼는 바로 그 위치에서 느껴지는 입과 목의 감각이다. 고운하늘 씨가 1일 3식을 하던 시절, 공복 시 어지럽고 무언가를 먹어야 한다고 느꼈던 강박감은 몸이 영양소를 요구하는 진짜 배고픔이 아닐 가능성이 높다.

정성민 씨는 〈리미트리스〉라는 영화에서 주인공 에디 모라(브래들리 쿠퍼)가 NZT라는 신약을 먹은 뒤 자신의 아파트 계단을 오르며 두뇌를 '각성'하는 장면을 자신의 공복 느낌과 비교했다. 직접 느껴보지 않고선 평화로운 공복 시간을 알 수 없다. 그가 지인들에게 1일 1식을 추천하는 결정적인 이유는 바로 공복 시간 때문이라고 한다.

04

1일 1식과 소식, 무엇이 다른가

"매 끼니를 거르지 않고 소량이라도 먹어주면 소식, 그러지 않고 공복을 유지하면서 하루 한 끼만 먹으면 1일 1식이다."

1일 1식 12주차 김재중 씨의 말이다. 소식과 1일 1식은 분명 다르다는 것이 핵심이다. 하지만 언론이 1일 1식을 '극단적 소식'이라고 소개하는 것을 보면 두 식생활 방법은 언뜻 봐선 하나(소식)가 하나(1일 1식)를 포함하는 종속관계, 아니면 본질상 같은 개념처럼 보인다.

소식의 사전적 의미는 '음식을 적게 먹는 것'이다. 나구모 요시노리 박사도 소식이란 1일 3식을 조금씩 나눠 먹는 것이라고 정의 내린 바 있다. 일본에는 "위장의 8할만 채워라"는 속담이 있는데, 이는 세계적인 장수마을인 오키나와의 장수 비결이다. 오키나와 사람들은 다양한 음식을 고루 섭취하되 양만큼은 포만감을 느끼는 수준의 80퍼센트만 섭취하는 것이다.

하지만 1일 1식의 핵심은 공복을 유지하고 대사원으로 지방질을 사용하자는 것이다. 그래서 양승호 씨는 "1일 1식은 단순히 소식하자는 것이 아니"라고 말했지만, 그는 1일 1식을 하게 되면 소식을 하게 되는 역설을 경험했다. 소식하자는 것은 아닌데, 소식을 하는 것이 1일 1식인 셈이다. 어떻게 된 일일까?

최승연 씨는 원래 소식을 하지 않았다. 다만 1일 1식을 하며 먹는 횟수가 줄다 보니 소식이 습관이 되었다고 한다. 하지만 그 역시 '3식 소식'과 1식은 엄연히 다르다고 못 박는다. 그 이유는 소식으로 세끼를 먹을 때엔 2~4시간의 소화 시간 때문에 곧바로 다음 끼니 시간이 닥쳐 장기들이 거의 쉬질 못하기 때문이다. 그래서 푸짐하게 한 끼를 먹더라도 장기를 장시간 쉬게 해주는 1일 1식 또는 1일 2식이 건강해지는 방법이라고 최 씨는 얘기했다. 그렇다면 결국 소식과 1일 1식은 공존할 수 없는 것일까?

아니다. 세계적인 노화학자이자 '소식 예찬론자'인 유병팔 박사는 20년 넘게 1일 1식을 하고 있다. 그는 보통 점심 한 끼로 1식을 하지만 때로 약속이 있거나 회식이 있는 날에는 세끼 모두를(단,

1,500칼로리 열량을 넘지 않는 선에서) 챙겨 먹을 때도 있다고 한다. 식단도 채소와 생선 위주의 음식을 선호하지만 특별히 음식을 가리진 않는다. 여기서 중요한 것은 '열량'이다. 이는 소식과 1일 1식을 병행하는 유 박사의 유일한 원칙이기도 하다.

"우리가 지금 알 수 있는 지식으로 장수하고 건강하게 살 수 있는 방법은 단 하나밖에 없다. 그것은 바로 소식이다." (유병팔 박사)

유병팔 박사에게 소식은 저칼로리 음식을 먹는 것이다. 더 구체적으로는 우리가 평소에 먹는 것을 기준으로 칼로리량을 30~40퍼센트 줄이는 것이다. 이는 개인의 활동량과 체형에 따라 다를 수 있지만 유 박사는 대개 성인의 경우 1,800~2,000칼로리를 섭취하면 소식의 효과를 볼 수 있다고 강조했다. 바로 여기서 '1식'이라는 '횟수'는 자연스레 부정되는데 그의 말에 따르면 끼니는 세끼든 네 끼든 상관없이 칼로리만 줄이면 된다는 얘기다.

사실 전문가들이 1일 1식을 우려하는 가장 큰 이유는 폭식이다. 긴 공복을 참았다 단 한 끼에 식욕을 쏟아붓는다는 논리다. 그러나 이 말이 비약이라는 것은 앞서도 그리고 앞으로도 여러 사례들을 통해 증명될 것이므로 여기선 깊게 다루지 않을 것이다.

전문가들에 따르면 폭식은 외모에 대한 사회적인 압력, 즉 타인의 시선에 민감하게 반응하는 데서 비롯되는 것으로 알려져 있다. 그 외에도 성취 지향적이거나 화를 잘 내는 성격에 충동적이며, 가까운 사람들에게 애증(애정과 증오)을 느끼고 그 사람들과 분리되는 것에 갈등하는 성격 역시 폭식증을 부르는 원인으로 분석되고 있다. 반면, 생물학계에서는 세로토닌과 엔도르핀 같은 신경전달물질의 이상이 폭식을 부르는 것으로 추정한다. 세로토닌은 사람 뇌의 고통을 완화시켜주는 동시에 행복을 느끼도록 해주는 물질이기 때문이다. 그뿐만 아니라 유전적으로 우울증 가족력이 많이 발견되는 사람이 폭식을 행할 확률이 높다고 학계에선 추정하고 있다. 그렇다면 단순히 허기가 쌓여 폭식을 할 것이라는 일부 전문가들의 주장은 심리학, 생물학, 유전학계에 종사하는 다른 전문가들의 주장에 비추어 다시 생각해볼 여지가 있다.

  이는 한 끼에 하루치 소비 열량을 모두 섭취하는 사람은 하루 종일 '쫄쫄' 굶고 한 끼 폭식하는 것일 뿐이라는 이혜미 씨의 의견을 다시 생각하게 되는 이유이기도 하다. 폭식이란 그렇게 간단히 설명할 수 있는 행위가 아니다.

  행복남 씨의 말처럼 공복으로 몸을 최적화하려는 1일 1식과 불필요한 칼로리를 비워 몸을 최적화하려는 소식은 결국 같은 목표를 지향하고 있는 것일지 모른다. '적게 먹어 건강하게 살자'는 취지는 실제 1일 1식과 소식이 공유하는 같은 철학이지 않은가. 변수는 열량일 것이다. 우리 몸을 조절할 수 있는 기능을 조절하는 것이 바로 열량의 높고 낮음이기 때문이다. 체질과 연령에 맞는 열량 조절만 전제된다면 1일 1식을 하든 소식을 하든 건강은 어느 쪽에도 밑질 일은 없을 것이다.

1일 1식이 가져오는
몸의 정화작용

　　　　　　　　　　　단식으로 얻을 수 있는 해독작용은 다른 식사 요법으로는 얻을 수 없는 것으로 알려져 있다. 몸 속 칼로리가 완전히 억제될 때에야 비로소 호흡과 배설물, 그리고 피부에서 쏟아져 나오는 노폐물을 관찰할 수 있다.

　사람 몸은 공복 상태가 되면 아디포넥틴이라는 물질이 나와 혈관벽을 회복시키고 동맥경화를 억제하며, 염증을 막는 인슐린 효능으로 당뇨병도 예방할 수 있다. 반면 배가 부른 상태에서는 아디포사이토카인이라는 물질이 혈관을 손상시켜 동맥경화를 일으키게 된다. 눈 질환 역시 동물성 식품이나 설탕, 기름진 음식을 과하게 섭취할 때 흔히 앓게 되는데 이를 예방, 치료하기 위해 필요한 식사법이 바로 현미와 채식을 곁들인 단식 또는 소식이다.

역류성식도염

|

역류성식도염은 위장 속 음식물이 식도를 타고 거꾸로 올라오며 발생하는 위 식도 역류 질환의 일종이다. 강한 산성을 띤 위산은 위장 속에 있을 땐 문제가 없지만, 역류되면 식도는 위산의 산성을 견디지 못해 쓰리고 아픈 증상을 겪게 된다.

최승연 씨는 1일 1식을 하면서 역류성식도염이 나았다. 과거 신트림이 올라오고 잘 때 음식물이 되넘어와 잠에서 깨곤 했던 그는 하루에 한 끼만 먹다 보니 자연스레 식도괄약근이 회복할 시간을 갖게 되었다고 한다. 식도와 위 사이에 있는 식도괄약근은 보통 트림과 음식 섭취 때만 열려야 하는데 이 기능에 혼선이 생기면 때를 가리지 않고 위장의 내용물이 식도를 타고 와 역류성식도염을 일으키는 것이다. 그 고통에서 벗어난 최승연 씨는 이제 음식을 빨리 먹기보다는 한 입 한 입을 즐기고, 그러면서 자신이 먹는 것을 다시 보게 되었으며, 결국 1일 1식 덕분에 자존감 회복과 심신 정화까지 할 수 있었다고 한다.

참고로 역류성식도염을 예방하기 위해선 자극적인 음식을 즐겨 먹거나 음식을 급하게 먹는 것을 삼가야 한다. 커피, 초콜릿, 탄산음료도 멀리 하는 것이 좋다. 스트레스 해소를 핑계로 하는 음주와 흡연도 같은 증상을 불러올 수 있다. 또한 전문가들은 식후 3시간 전 잠자리에 드는 것을 피하고, 포도나 오렌지 주스 같은 신맛 주스류도 가급적 자기 전엔 마시지 않는 것이 좋다고 조언한다.

기침

|

"발작적으로 기침하던 것이 거의 없어졌습니다."

Y 씨는 처음에 자신이 앓던 것이 천식인 줄 알았다. 걱정스러워 여러 병원을 다녔고 폐 기능 검사도 여러 번 했지만, 천식이 아닌 기관지 점막이 예민해서였다. 병원으로부터 받은 상황별 기침 억제약은 인터뷰 당시에도 '한보따리'였고 Y 씨는 그걸 직장에 반, 집에 반씩 두고 기침이 심해질 때마다 써왔다. 그런데 1일 1식 후 그 기침 증상이 거의 사라진 것이다. 이는 말을 많이 하는 직업에 속하는 치과의사인 Y 씨에겐 여러 가지 의미가 있는 호전이었다.

천식은 알레르기 염증이 기관지에 생기는 질환이다. 천식을 앓게 되면 기관지 점막이 예민해져 작은 자극에도 민감하게 반응하고 발작이 일어날 수 있다. Y 씨의 경우는 아마도 예민한 기관지로 인해 천식과 비슷한 증상을 보일 수 있는 기관지과민증이었을 확률이 높다.

기침은 보통 부교감신경이 활발해지면서 기관지가 좁아지는 밤에 심해지는데, 침구류의 집먼지나 진드기 등도 그 원인이 될 수 있다. 기침을 하면 단순한 감기 증상이려니 생각하고 방치하는 경우가 많은데, 1일 1식을 실천하는 중 기침이 오래 가면 병원을 찾아 정확한 진단을 받는 것이 좋다.

신경성위염

|
"1식을 하기 전 위가 좀 안 좋았어요. 거의 10년째 신경성위염이었죠. 사회인이면 누구나 가지고 있는 질병인데 1일 1식 이후 깨끗이 나았어요."(정수진 씨)

위장에는 전혀 이상이 없는데도 윗배가 불편하거나 통증이 있는 경우 이를 기능성 소화불량증, 즉 신경성위염이라고 한다. 신경성위염은 불안이나 우울, 스트레스와 긴장 등이 자율신경계를 건드려 위 운동을 방해하여 생기는 것이 보통인데 정수진 씨처럼 유니맘 씨도 스트레스성 위염 때문에 한동안 고생을 했다. 그에게 신경성위염은 여행을 다니면 낫는 병이었다. 스트레스를 받으면 언제든 재발하는 병이었기에 병원에서 처방 받은 사흘 치 약도 버려버렸다. 먹어도 소용없는 약을 복용할 이유가 없었던 것이다. 그는 예전에는 추우면 체하고 어지러울 정도로 두통이 생겨 겨울이 되면 항상 침을 들고 다녔다고 한다. 위염은 만성이었고 그만큼 심각했다. 그랬던 유니맘 씨가 1일 1식을 시작한 뒤로 체한 적이 한 번도 없다는 사실이 흥미롭다. 이전엔 라면을 먹고 나면 다음 끼니는 먹질 못했는데 지금은 무얼 먹어도 소화가 잘 된다고 한다. "그동안 세끼를 먹으면서 위를 혹사시켰구나 하는 생각이 들었죠." 학원을 운영하며 하루 3~4시간 운전을 해내야 하는 그는 이제 에너지가 넘치고 생활엔 탄력이 붙었다. 예전엔 앉아서만 하고 싶었던 수업도 지금은 벌떡벌떡 일어나 할 만큼 몸과 마음이 적극적으로 변했다. 그는 평소 위에 부담을 많이 느끼는 주변 사람들에게 1일 1식을 추천했다. 효과 여부에 대해선 자신이 산증인이기 때문이다.

빠른 숙취 해소

|

숙취 해소에 좋은 것은 많다. 음료라면 당이 든 과일 주스 같은

것이 좋고, 술을 마시기 전 기름기 있는 음식을 먹어두면 혈류를 통해 전해지는 알코올 흐름 속도를 줄여 덜 취할 수 있다. 술을 마실 때와 술 마신 다음 날 똑같이 물을 가까이 두는 것도 숙취 해소에 도움이 되며, 알코올 속 독성물질을 해독시켜주는 시스테인을 가진 달걀을 아침에 먹어주는 것도 좋다고 알려져 있다. 숙취를 해소하기 위해선 수면을 깊고 충분히 취하는 것도 매우 중요한데 그 이유는 잠을 자는 동안에는 간이 알코올 해독에만 집중할 수 있기 때문이다. 이는 골든타임 수면 습관과도 어느 정도 관련이 있는 부분이기도 하다.

1일 1식을 꾸준히 해온 양승호 씨는 1일 1식 덕분에 몸의 숙취 해소 능력이 좋아졌다고 한다. 물론 식생활을 1일 1식으로 바꾼 초기에는 음주 후 '필름'이 끊겨 고생도 했다. 그는 평소 술이 매우 센 편이었는데 살을 뺀 경험자들이 공통으로 주장하는 논리, 즉 몸에 기름기가 빠지면 몸이 알코올에 민감하게 반응한다는 사실을 깨닫고 난 다음부턴 술을 조금씩 자제했다고 한다. 하지만 지금은 이전보다 술이 덜 취할뿐더러 숙취도 금방 해소가 된다고 했다. 항상 술 마신 다음 날이면 머리가 아프고 속이 좋지 않았지만 이제는 아무리 많이 마셔도 다음 날 일어나면 멀쩡하다는 것이다. 양 씨는 이를 보면 1일 1식이 몸의 치유력을 높이는 것이 분명하다고 확신했다.

경험자들의 진술로 하나둘 증명되고 있는 1일 1식 효능에 대해 근래 일선 전문의들의 민감한 반응이 잦다. 하지만 그들의 논리는 대부분 불균형한 영양소와 '한 끼 폭식' 등을 내세운 다이어트 담론에 치우쳐 있어 다소 편향적이다.

물론 모든 사람에게 1일 1식이 유익한 식습관이 될 수는 없다. 단언컨대 세상에 그런 것은 없다. 하지만 1일 1식이 체질에 맞아 건강을 찾고 나아가 비만까지 벗어던질 수 있는 사람들도 분명 있다는 말이기도 하다. 가령 1일 1식 일주일째부터 평생을 달고 다녔던 묽은 변이 사라진 50대 우주인씨의 사례는 의사들의 반박을 일축시켜 준다. 현실적 이해를 떠나 1일 1식을 학문적 연구대상으로 받아들여 진지하고 객관적인 접근을 하는 것은 어떨까.

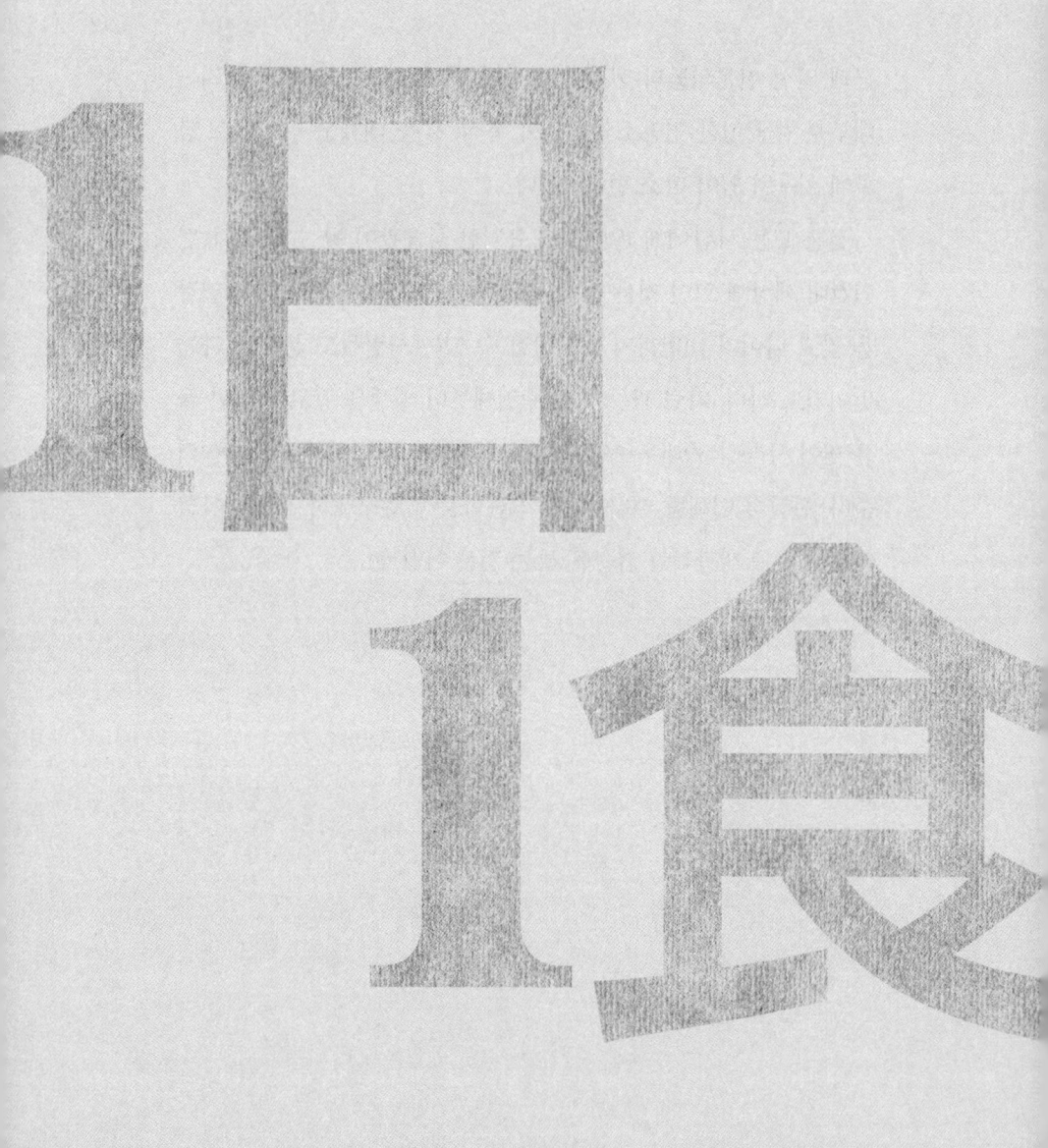

2

1일 1식,
똑똑하게 골라 먹다

1일 1식 언제 먹을까

1일 1식으로 먹으면 좋은 음식

1일 1식, 비타민 부족에 빠지지 않는 법

1일 1식, 필수영양소를 보충하는 법

1일 1식 하면서 절대 먹지 말아야 할 음식

우유, 1일 1식을 도와주는 완전식품인가

1일 1식으로 밀가루 음식 괜찮은가

1일 1식과 함께 먹으면 좋은 과일

화학첨가물에 민감해진 입맛

06

1일 1식
언제 먹을까

                     1일 1식과 저녁 식사를 강조한 나구모 요시노리 박사는 결국 하루 세끼와 아침 식사를 지지하는 사람들을 두 번 죽이는(?) 발언을 한 것이 됐다.

  참 헷갈리는 일이 아닐 수 없는데 한 연구 결과에 따르면, 아침 식사를 거르는 사람은 아침 식사를 먹는 사람에 비해 집중력이 떨어지고 신경질적인데다 문제해결능력까지 떨어진다고 한다. 또한 허기진 상태에서 밥을 먹으면 보상심리가 작용해 폭식을 하게 되는데, 결국 아침을 거르면 저녁 폭식이라는 악순환을 부른다는 얘기다. 그뿐만 아니라 아침을 먹지 않는 사람은 비만과 고혈압, 당뇨병 등에 노출될 확률이, 아침을 챙겨 먹는 사람보다 높다는 연구 결과도 있다. 또한 뇌가 노화되는 속도 역시 아침을 거르는 사람들 쪽이 빠르기 때문에 치매 위험성도 상대적으로 높아진다고 한다.

물론 나구모 박사는 한국인들(일본인들도 마찬가지다)이 진리처럼 믿어온 이 논리들을 《1일 1식》이라는 책을 통해 하나하나 반박, 해체했다. 그는 아침 식사를 걸러야 집중력이 더 좋아지고 공복이 절정일 때 밥맛 역시 최고라고 했다. 아침 식사를 거르면 걸릴 확률이 높다는 당뇨병도 결국 포식이라는 새로운 환경에 적응하기 위해 '아무리 먹어도 살찌지 않는 몸'을 만들려고 하는 인체 반응이라 못 박았고, 뇌의 노화 역시 공복 때 가장 활발하게 분비되는 시르투인 유전자가 있으니 결과적으로 기우가 된다. 지금 1일 1식을 실천하고 있는 사람들은 나구모 박사의 논리를 믿어 변화에 몸을 던진 이들이다. 그러므로 여기서 중요한 선택지는 바로 언제 1식을 하는가이다.

저녁이 있는 삶을 위한 1일 1식

지난해 민주통합당 대통령선거 후보였던 손학규 의원의 모토는 '저녁이 있는 삶'이었다. 그것은 OECD 국가들 중 근로시간이 가장 긴 나라에서 잔업을 밥 먹듯 하는 직장인들의 슬픈 자화상을 담은 슬로건이다. 또 하나 '저녁이 있는 삶'을 가로막는 장벽 중 하나는 '저녁이 없는 삶'을 조장하는 회식 문화이다.

국내 한 취업포털에서 직장인을 상대로 벌인 설문조사에 따르면, 직장인의 절반 가까이가 회식 문화에 부정적인 입장을 보였다. 이 조사 결과에서 주목하고 싶은 건 '술을 억지로 권하는 것'에 이어 '술자리에 끝까지 남아야 하는 것'과 '강제로 참석해야 하는 것'이 직장인들의 한결같은 불만사항이었다는 사실이다. 그들은 일주일 평균 3회에 그치는 '가족과의 식사 횟수'를 앗아가는 '직원과의 회식 횟수'가 그리 달갑지 않은 것이다.

하지만 직장생활에서 저녁 회식에 빠지는 건 '왕따'를 자초하는 일이다. 행복남 씨와 조낙현 씨는 그래서 1식으로 저녁을 택한 케이스다. 물론 결과적으론 나구모 박사의 조언을 따른 셈이 되었지만 그 동기가 다양한 정보 수집과 유대감을 위한 고객과의 미팅, 친목 도모를 위한 직장 회식이라는 점에서 조금은 성격이 다른 선택이 되어버렸다. 그렇다고 생계가 걸린 일을 가볍게 여길 순 없는 것이다. 김재중 씨의 말처럼 건강을 위한 1일 1식도 중요하지만 먹고살기 위한 사회생활도 중요하므로 결국 그들의 선택은 최고는 아닐지언정 최선임은 분명하다.

행복남 씨의 경우, 저녁을 택한 또 하나의 이유라면 역시 가족과의 저녁 식사 때문이다. 하루 종일 밖에서 생활하는 직장인에게 가족과 얼굴 마주하며 밥 먹을 수 있는 유일한 시간이 저녁이기 때문이다. 더욱이 아이가 있다면 '밥상머리 교육'이 가능한 저녁 시간은 부모로서 포기할 수 없는 시간이다.

때문에 자신의 영국 유학 경험을 되돌아보며 "유럽은 상대적으로 저녁이 있는데 우리는 너무 많은 노동시간에 얽매여 있다"고 한 손학규 의원의 말은 다시금 곱씹어볼 만하다.

일에 지장을 주지 않는 범위에서 선택하다

|

시작은 점심을 하는 것으로 했지만 식사 후 몰려오는 졸음으로 인한 업무 차질과 저녁에 엄습하는 공복감에 잠을 못 이뤄 저녁으로 바꾼 실천자들도 있다. 사소해 보이지만 아주 중요한 문제로, 나구모 박사가 "(저녁을) 먹고 졸리면 자라"는 극단적 처방을 내린 현실적 이유다.

평생 1일 1식을 마음먹었다는 이혜미 씨는 먼저 점심 1식과 저녁 1식을 '비교 체험' 한 뒤 저녁 1식을 택했다. 처음엔 아침을 먹지 않았더니 점심 때 허기가 져 점심을 1식으로 했지만, 퇴근 후 집에 가니 배가 고파서 잠이 오지 않더라는 것이다. 고운하늘 씨 역시 식당에서 일괄적으로 차려주는 밥을 먹는 대신 자신이 먹고 싶은 음식을 먹기 위해 일주일간 하던 점심 1식을 저녁으로 옮겼다.

사회생활을 하다 보면 저녁뿐만 아니라 점심 식사도 종종 부담이 생기게 마련이다. 양승호 씨는 사람과 단절을 초래할 수 있는 '점심 거르기'를 1일 1식 초기엔 차마 할 수 없었다. 처음엔 점심이나 저녁이나 한 끼이긴 마찬가지라고 생각했다는 그는 저녁 한 끼 식사 후 그것을 지방으로 저장하고 다음 날은 저장된 그 지방질을 하루 활동 에너지원으로 사용하자는 나구모 박사의 취지를 깨닫고 나서 저녁 1식을 하게 됐다. 효율성 면에서도 저녁 한 끼는 당질이 아닌 지방질로 에너지대사 패턴을 바꾸기 위한 핵심 요소이기 때문이다.

점심은 학원 업에 종사하고 있는 유니맘 씨 정도가 1식으로 택하고 있었다. 1일 1식을 시작한 후 80일 가까이 저녁을 먹었다는 유니맘 씨는 저녁에 일을 해야 하는 직업의 특성 때문에 비교적 할 일이 적은 12시~12시 반에 학원 선생님들과 점심 식사를 먹는 패턴으로 바꾼 뒤 몸이 한결 편해졌다고 한다. 점심으로 바꾼 뒤 며칠간은 오후 5~6시에 배가 고팠다고 한다. 하지만 어떤 패턴이든 고비는 일주일이라며 지금은 완전히 '점심 1식'에 적응했다고 말한다. 유니맘 씨와 업종이 같은 하현의달 씨 역시 하루 1식을 점심 식사로 먹고 있다. 그는 인터뷰에서 '말을 많이 할 수밖에 없는 학원 강사이기 때문에 부득이 점심을 1식으로 챙겨 먹어야 했다.

아침은 거지처럼, 저녁은 황제처럼

아침에 식욕이 없다는 건 몸이 음식물을 받아들일 준비가 되어 있지 않다는 뜻이다. 사람이 잠을 자는 동안 혈액은 몸속에 있는 노폐물을 모으고 배설을 준비한다. 물론 전날 저녁에 먹은 음식들은 간밤에 에너지가 되어 몸 구석구석에 쌓여 있다. 이때 아침을 먹는다면 신체는 혼란에 빠질 수 있다. 배설 타이밍에 소화까지 해내야 하니 말이다.

니시의학(西醫學)의 권위자인 와타나베 쇼 박사는 아침을 굶으라고 강조하는 사람이다. 그 이유는 아침 식사를 거르면 내장을 혹사시켜 기능을 떨어뜨리는 과식을 하지 않음으로써 몸이 충전 시간을 갖게 되면서 신체의 모든 이상 증세가 사라지기 때문이라고 한다. 또한 '흡수는 배설을 저해한다'는 대원칙 아래, 아침에 배를 비우게 되면 독소 덩어리인 숙변을 제거해주기 때문이다. 그렇게 잉여에너지가 배설과 연소에 쓰이면서 살이 쉽게 빠지는 체질이 된다는 것이다.

하지만 그럼에도 불구하고 정성민 씨는 아침을 먹는다. 그는 1일

1식 초기엔 저녁을 먹었지만 저녁 먹기 전까지 아예 식사를 하지 않으려니 몸에서 힘이 빠져나가는 느낌이었다고 한다. '마른체형이라 공복일 때 태울 지방이 부족한가 보다' 생각했다는 그는 결국 아침을 1식으로 먹으면서 간식을 추가하는 생활을 택했다. 정 씨가 아침을 택한 데에는 '도올' 김용옥의 《사랑하지 말자》라는 책도 영향을 미쳤다. 도올 김용옥 선생은 자신의 책에서 밤새 먹고 늦잠을 자서 아침을 '못 먹는' 자신의 클리닉 환자들을 예로 들며 "저녁 식사야말로 만병의 근원(The dinner is the source of all human disease)"이라고 주장했다.

"아침은 황제처럼, 점심은 신하처럼, 저녁은 거지처럼" 먹으라는 말이 있다. 이는 현대인의 상식처럼 되어버린 현대 영양학에서 파생된 구호다. 1일 1식은 이것을 거꾸로 돌리라고 말한다. 저녁은 황제처럼, 아침은 거지처럼, 점심은 신하처럼. 물론 점심 회식이나 결혼식 피로연을 '황제의 저녁'으로 치며 저녁 식사를 건너뛰는 용지현 씨의 경우처럼 그날 스케줄에 따라 1식의 때가 달라질 순 있다. 하지만 그렇다고 여유를 동반한 '저녁 1식'의 원칙이 바뀌는 것은 아니다. 이처럼 심적으로 여유롭고 즐겁게, 그리고 풍성하게 저녁 식사를 즐기는 데 정수진 씨와 홍미진 씨는 의견을 같이 했다.

1일 1식으로 먹으면 좋은 음식

07

현대인은 편식을 나쁘다고 생각한다. 무엇이든 골고루 먹어야 건강에 좋다고 생각하는 것이다. 그러나 무엇이든 지나치면 좋지 않은 법이다. 적당한 편식은 오히려 몸에 좋을 수 있다. 김용옥 선생은 "편식은 좋은 것"이라고 했다. 편식하지 말고 골고루 먹으라는 식사법은 매우 잘못된 것으로, 그것은 서양의 칼로리 계산법에 의한 획일적인 영양 논리라는 것이다. 그에 따르면 오히려 적당한 편식은 건강에 절대 필요하다. 체질이 거부하는 음식은 먹지 않는 것이 좋고 생활 리듬에 따라 음식을 번갈아 먹는 편식의 지혜도 어느 정도 필요한 것이다.

완전식품으로 완전영양을 흡수하다

1일 1식을 위해서도 가려 먹는 지혜가 필요하다. 가령 나구모 박사는 사람 몸을 구성하는 것과 같은 영양소를 같은 비율로 갖고 있는 음식, 이른바 '완전식품'을 먹어야 '완전영양'을 흡수할 수 있다고 했다.

행복남 씨는 자신이 즐기는 완전식품으로 멸치와 통밀쿠키를 강조했다. 탤런트 김사랑 씨 역시 언젠가 중학교 시절 어머니가 사온 멸치 한 박스를 다 먹고 단기간에 10센티미터가 컸다는 사연을 얘기한 적이 있다. 칼슘의 대명사인 멸치엔 뼈를 튼튼하게 하는 인이 많이 들어 있다. 한방에선 신장질환을 예방하고 양기가 부족한 사람에게 좋은 음식이라고 따로 권하며, 멸치로 만든 천연조미료는 골다공증과 빈혈 예방을 돕는다. 또한 멸치 속 타우린은 콜레스테롤 수치를 낮춰 심장질환을 막아주고 불포화지방산인 EPA와 DHA는 아이들 지능 발달에 좋은 것으로 알려져 있다. 말 그대로 뼈와 내장까지 통째로 먹는 '완전식품'인 것이다. 통밀쿠키는 알려진 대로 소맥분, 버터, 달걀 등을 원재료로 해 거의 모든 영양소가 든 '완전영양식품'이라고 나구모 박사가 따로 추천한 것이기도 하다.

달걀은 우유와 더불어 가장 대중적인 완전식품이다. 하지만 두 식품에 관한 '오해와 진실'은 여전히 논쟁거리여서 일반인은 물론 학자들 사이에서도 의견은 분분하다. 이 부분은 뒤에서 다시 따져 보기로 하고 지금은 달걀의 좋은 점에만 집중하자.

달걀 예찬론자인 영양학자 타냐 주커브롯 박사는 달걀이 인간의 몸에 좋은 이유 몇 가지를 공식 발표한 바 있다.

우선 달걀은 사람의 기억력을 좋게 한다. 달걀 노른자에는 콜린이라는 물질이 들어 있는데 이것이 뇌 속 신경전달물질인 아세틸콜린 분비를 활성화시켜 기억력과 근육 조절 능력을 높여준다는 것이다. 또한 달걀 노른자에는 눈의 산화와 노화를 막아주는 루테인이라는 물질이 있어 시력을 좋게 한다. 이 물질은 식물의 엽록체, 특히 채소계의 완전식품으로 알려져 있는 시금치에 많이 들어 있다고 한다. 노른자엔 또한 성장을 돕는 비타민D(칼시페롤)도 풍부해 성장기 아이들에게 좋은 것으로 알려졌다.

달걀에 단백질이 풍부하다는 건 상식이다. 근육을 만드는 데 반드시 필요한 달걀은 지방은 거의 없고 칼로리도 20칼로리에 그쳐 다이어트 식품으로도 좋다고 사람들은 알고 있다. 실제 닉힐 저란자르라는 박사는 아침에 달걀 두 개를 먹으면 다이어트에 도움이 된다는 연구 결과를 발표한 적이 있다. 하지만 달걀에 단백질이 풍부하다는 사실은 "그러므로 자주 먹어선 안 된다"는 반대파의 주요 논리이기도 해 판단은 소비자의 몫으로 남을 수밖에 없는 상황이다.

케라틴이라는 단백질은 머리카락과 손톱, 피부의 기본이 되는 단백질로 달걀에 든 아미노산은 이 케라틴 생성에 반드시 필요한 요소다. 달걀은 혈압 조절에도 유용한 것으로 유명한데 영국 서리 대학의 브루스 그리핀 교수는 달걀을 먹으면 걸릴 확률이 높아진다는 고지혈증, 심장병 위험을 일축하며 오히려 달걀을 "영양분이 가장 농축된 자연산 식품으로 권장해야 한다"고 말한 바 있다.

현미밥

혹자는 "현미는 신이 인간에게 내려준 지상 최고의 식품"이라고 했다. 그도 그럴 것이 여전히 한국인의 밥상 점유율에서 압도적인 백미와 비교했을 때 현미에는 뇌 발달에 필요한 불포화지방산이 여섯 배 더 들어 있으며 뼈를 위한 칼슘도 2배, 혈액 생산에 필요한 철분도 5배, 비타민B군과 비타민E도 각각 5배 더 들어 있다.

현미는 동맥경화를 일으키는 콜레스테롤도 낮춰준다. 가령 현미 100그램에는 1.3그램의 섬유질이 들어 있는데 현미밥에 나물과 해조류 반찬, 그리고 과일 등을 충실히 섭취하면 콜레스테롤 수치는 눈에 띄게 낮아질 것이다.

이외에도 현미는 당뇨병 혈당 조절은 물론 대장암과 골다공증 예방도 돕는다. 또 현미에는 토코페롤(비타민E)이 많이 들어 있어 피부 미용과 노화 방지에도 좋으며, 백내장을 억제하고 모발 발육에도 큰 에너지로 작용한다.

일반 현미도 좋지만 전문가들은 쌀눈이 있는, 즉 발아현미를 좀 더 적극적으로 권한다. 발아현미는 발아 과정 중에 몸에 나쁜 활성산소를 억제하는 항산화효소인 SOD(Superoxide Dismutase)를 생성하는데, 미국 국립노화연구소의 연구 결과에 따르면 SOD효소가 활발한 동물일수록 오래 산다고 한다. 또 쌀눈에는 아미노산의 일종인 GABA가 풍부하다. GABA는 뇌의 혈액순환을 좋게 하고 뇌세포 대사기능을 높여주며, 성장호르몬 분비 조절을 돕는 물질로 혈압을 낮추는 데도 효능이 있다고 알려졌다. 발아현미에는 포만감을 주는 식이섬유가 풍부해 장에서 지방흡수를 억제하여 몸 밖으로 빼내는 역할도 해준다. 장의 연동운동을 도와 변비 해소에도 도움을 주기 때문에 다이어트에 좋은 식품이다. 단백질과 탄수화물 함량은 일반 현미와 비슷해 언뜻 큰 차이가 없어 보이지만 칼슘과 피로회복을 돕는 비타민B1의 양은 일반 현미에 그 함유량이 높아 현미밥을 짓겠다면 되도록 발아현미로 짓는 것이 좋겠다.

1일 1식 실천자들 중에서도 많은 이들이 현미밥을 1일 1식에 좋은 음식으로 추천했다. 가령 한 40대 여성 회원은 현미 100퍼센트에 검정콩을 넣어 지으면 현미의 까끌까끌한 느낌이 없어지고 밥이 매우 부드러워져 먹기 좋다는 나름의 비법을 알려주기도 했다.

각종 채소

|

정수진 씨는 정신과 몸이 함께 건강해지는 소중한 1식을 아무렇게나 먹고 싶지 않다며 브로콜리와 버섯, 두부로 하는 샤브샤브를 추천했다. 다시마나 멸치로 낸 육수 속에 채소들을 '퐁당퐁당' 넣어 깨소스에 찍어 먹으면 포만감도 크고 건강에도 좋다는 것이다.

브로콜리에는 비타민C가 레몬보다 2배, 감자보단 7배 많이 들어 있으며, 위암 원인균인 헬리코박터파일로리균을 제거해주고 여성 치매 예방에도 탁월한 효과가 있다. 칼슘과 철분도 풍부한 브로콜리는 공해물질에 대한 해독효과도 뛰어나 화학물질 과민증인 새집증후군을 이길 수 있게도 도와준다. 이 서양채소는 시금치, 토마토, 마늘 등과 함께 미국 〈타임〉지가 선정한 '세계 10대 건강식'에 선정되었고, 스티븐 프랫 박사는 브로콜리를 가리켜 "삶을 바꾸는 14가지 슈퍼 음식 중 하나"라고 극찬했다.

거위 간, 철갑상어 알과 더불어 세계 3대 진미로 일컫는 버섯은 《동의보감》을 보면, 기운을 돋우고 식욕을 증진시키며 위장기능을 튼튼하게 해준다고 했다. 로마시대 네로 황제는 종류만 무려 8만 종에 달하는 버섯을 자신에게 가져온 자들에게 그 무게만큼 황금을 주며 특히 아꼈다고 한다. 버섯은 크게 식용버섯과 약용버섯으로 나뉜다. 식용버섯에는 미국 식약청이 정한 '10대 항암 음식' 중 하나인 표고버섯을 비롯해 다이어트에 좋은 느타리버섯, 성장기 어린이에게 좋은 팽이버섯, 당뇨에 좋은 양송이버섯 등이 있다. 인체에 약리작용을 일으키는 약용버섯은 항암작용을 하는 상황버섯과 호흡기질환에 좋은 영지버섯, 아토피성피부염을 다스리는 차가버섯, 위와 폐에 좋은 목이버섯 등을 포함한다.

정수진 씨가 추천한 샤브샤브에 들어가는 마지막 식품인 두부의 원재료 콩에는 콩 속의 불포화지방은 혈관벽에 낀 콜레스테롤을 없애주고, 비만과 고혈압을 예방해준다. 암세포 증식을 막고 정상세포 분열을 돕는 콩은 고혈압에도 좋아 육류를 많이 먹는 사람들이 꼭 챙겨 먹어야 할 채소이기도 하다.

이러한 콩을 원료로 하는 두부는 콩에 비해 콜레스테롤과 포화지방산이 거의 없을뿐더러 100그램 열량이 84칼로리로 저칼로리다. 소화 흡수율에서도 콩이 60퍼센트인 것에 비해 두부는 95퍼센트를 보여 영양 면에서도 뛰어나다. 두부에는 몸의 세포막을 형성하는 레시틴과 사포닌이 풍부하다. 사포닌은 체지방을 낮춰주고 다이어트 요요현상과 피부가 처지는 것을 막아준다. 두부에 든 토코페롤(비타민E)은 기미 방지와 원활한 혈액순환을 돕는다. 하지만 몸에 좋을 것만 같은 두부를 부정하는 사람도 있다. 바로《채식의 배신》으로 논란을 불러일으킨 리어 키스다.

그는 1주일에 2회 이상 두부를 먹으면 뇌의 노화가 빨라지고 인지 능력이 저하되며, 알츠하이머병 진단을 받을 확률이 2배 이상 높아진다고 단언한다. 그리고 콩 속의 식물성 에스트로겐은 남성호르몬인 테스토스테론 수준을 낮춰 성욕을 억제하는 역할을 한다고 했다. 그런데 이는 폐경을 맞은 여성에게 콩을 갈아 만든 셰이크를 장기간 마시게 해 갱년기 증상을 완화시켰다는 한 연구 결과와 배치되는 부분이다. 콩 또는 두부는 남성 갱년기에도 좋은 것으로 알려져 있다. 하지만 리어 키스는 콩에는 소화 효소 트립신을 억제하는 인자가 들어 있어 콩을 먹으면 가스가 차고 배가 더부룩해지면서 복통과 설사 증상이 생긴다고 주장한다. 그의 말에 따르면 자궁 내막증 발생 확률을 높이는 것 역시 콩의 아이소플라본이라고 한다. 학계의 논쟁을 여기서 결론 내릴 순 없다. 다만 분명한 것은 여러분의 몸이 판단해내는 것, 그것이 바로 진실이라는 것이다. 참고로 두부는 시금치와는 상극이므로 주의하자.

일본 유학 중인 50대 우주인 씨는 아니나 다를까 일본의 전통 식품인 낫토(納豆)를 추천했다. 국내에서 낫토는 흔히 청국장과 비슷한 것으로 알려져 있는데 발효과정에서 소금 간을 하지 않고 생식한다는 점에서 낫토는 청국장과는 또 다른 발효식품이다.

당뇨병 혈당관리에 최고의 음식으로 평가받는 낫토는 피의 흐름을 원활하게 해주는 카라콜레인이라는 성분과 낫토 키나제라는 혈전 용해 성분으로 동맥경화과 고혈압 같은 심혈관 질병 예방에도 탁월한 것으로 알려져 있다.

낫토는 훌륭한 다이어트 음식이기도 한데 풍부한 식이섬유와 살아 있는 유산균은 포만감 유지와 원활한 배변활동을 돕는다. 냄새와 함께 낫토에 대한 호불호를 가르는 특유의 점액질은 위벽을 보호해 위장병 예방을 돕고 여성 호르몬인 에스트로겐과 비슷한 아이소플라본은 남성보다 여성에게 낫토가 더 좋다고 말할 수 있는 영양학적 근거다.

포포비 씨는 단것이 먹고 싶을 때 직접 고구마를 '슬라이스' 한 뒤 전자레인지로 알맞게 익혀 먹는다고 했다. 고구마는 삶거나 구워서 먹으면 변비에 좋고, 날것으로 먹으면 가슴이 답답할 때나 열과 입마름 증상이 있을 때 도움이 된다. 고구마엔 불용성 섬유질인 식이섬유가 들어 있어 장 연동운동을 촉진하여 대장암과 비만도 예방할 수 있도록 해준다.

그 외 미나리는 고유의 찬 성질로 술의 열독을 풀어주고 소변과 대변을 잘 나오게 한다. 당근은 폐와 췌장암에 효과가 있는데 이는 호박이나 고구마처럼 오렌지색 베타카로틴이 함유되어 있기 때문이다. 감자는 육류와 생선, 밀가루와 유제품을 즐겨 먹는 산성체질을 알칼리성으로 바꾸어줌과 동시에 알레르기성 체질 개선 효과와 항스트레스, 항염증 효과도 더불어 갖고 있다. 과거 북유럽에선 비타민C 섭취를 위해 감자를 주로 먹었다. 단, 감자의 솔라닌 독소는 먹을 때 주의해야 하는데 이것은 구토와 두통, 식중독을 유발할 수 있기 때문이다.

배추는 변비를 뚫어주고 기 소통을 원활하게 해줘 '김치 다이어트'의 바탕이 된다. 무 역시 대소변과 술독, 밀가루 해독작용을 해 인체에 이로운 채소다. 두부와 앙숙인 시금치는 대표적인 완전식품으로 열과 습기를 떨어뜨리고 혈맥과 기 순환을 원활하게 해준다.

입맛이 없거나 소화가 잘 안 될 때는 상추가 좋고 고추는 캡사이신이라는 성분으로 땀과 피로한 기운을 내보내고 지방연소를 돕는다. 미국 국립 암 연구소에서 '항암식품 40'에 포함시켜 섭취를 권장한 마늘은 인삼에 버금가는 만병통치약으로 불리는데 마늘 속 게르마늄은 알로에와 클로렐라보다 10배가 더 많다. 끝으로 양파는 소화, 고혈압, 동맥경화에 좋고 오이는 소주의 열기운을 떨어뜨리고 소변 배출을 촉진시키는 효과가 있으므로 술자리가 잦은 직장인들이 참고해둘 만한 채소이다.

야채스프와 해독주스

|

야채는 끓여서 먹을 때 신체 흡수율이 높아진다. 활성산소 분해 효소인 SOD가 많이 들어 있는 야채를 수프로 만들어 먹으면 세포

파괴와 노화의 주범인 활성산소의 활동을 막아준다.

하현의달 씨는 야채스프를 챙겨 먹는데, 우엉, 무, 당근, 표고버섯, 시래기 등을 넣어 끓인 것으로 직접 만들어 먹기도 하지만 요즘은 주로 사서 마신다고 한다. 야채스프는 체세포를 증식하는 T세포의 작용을 3배 속도로 증가시키는 인과 비타민을 인체에 공급해주는데, 이는 암이나 에이즈 같은 질병에 저항할 수 있는 힘을 키우는 데 도움이 된다. 참고로 야채스프는 기원전 550년경 히포크라테스가 암환자들의 해독제로 발명한 것을 1928년 독일인 의사인 거슨 박사가 응용해 만든 '히포크라테스 스프'와도 같은 맥락에 있다.

1일 1식을 하면서 가능한 한 양념이나 드레싱 같은 소스를 쓰지 않은 원재료 그대로(raw food)를 먹게 됐다는 조낙현 씨는 1식에 좋은 음식으로 해독주스를 권했다. 그가 말하는 해독주스란 "여섯 가지 야채와 과일을 삶아 갈아서 마시는 음료수"이다.

우선 당근, 토마토, 브로콜리, 양배추를 적당한 크기로 썰어 10~15분 삶아 건져낸다. 그런 다음 사과와 바나나를 삶은 재료와 같이 갈아 마시는 것이다. 해독주스는 고혈압, 고지혈증, 동맥경화는 물론 몸속 노폐물과 독소 배출에 효과가 있다. 미국과 일본에서는 치료식으로 암 환자들이 섭취해 호전을 보였다는 결과도 있으며, 대사장애와 생리불순, 변비, 아토피, 천식 같은 질병 예방에도 도움을 준다고 한다.

생선·해조류

나구모 박사는 뼈째·껍질째·머리째 통째로 먹으면 진정한 완전 영양식이 된다며 정어리, 전갱이 같은 생선을 강력히 추천했다.

정어리는 큰 물고기의 먹이가 된다 해서 '바다의 목초' 또는 '바다의 쌀'로 불린다. 정어리엔 오메가-3 지방과 비타민D, 그리고 칼슘이 풍부한데, 혈관 건강에 좋은 불포화지방의 일종인 오메가-3 지방은 다시 EPA와 DHA로 나뉜다. DHA는 뇌를 건강하게 하고 시력 개선을 도우며, EPA는 혈소판이 정상적으로 활동할 수 있게 하고 혈전을 막아 혈액순환을 돕는다. 정어리가 바로 등푸른생선 중 EPA를 가장 많이 함유한 생선이다. 또한 정어리는 '선샤인 비타민'으로 통하는 비타민D도 등푸른생선 사이에서 최고를 자랑한다. 피부 그을리는 것을 꺼리는 여성들에게 정어리를 권하는 이유다.

전갱이는 매가리라고도 불린다. 제철의 전갱이에는 DHA와 고도불포화지방산이 풍부한데 이는 혈액의 흐름을 원활하게 해주고 중성지방과 콜레스테롤 수치를 떨어뜨려 심근경색, 뇌졸중, 동맥경화 같은 성인병을 예방해준다. 더불어 전갱이의 비타민B1과 칼슘은 초조하고 불안할 때 뇌신경을 진정시켜주는 역할을 하며, 비타민B2와 B12는 구강염과 악성빈혈에 효과적인 것으로 알려졌다.

포포비 씨가 "단백질 섭취에 최고"라고 한 '바다의 보리' 고등어는 정어리, 전갱이, 꽁치와 더불어 4대 등푸른생선으로 불린다. 세계적인 건강식품으로 정평이 난 고등어에는 단백질과 지방, 칼슘, 인, 나트륨, 칼륨, 비타민A와 비타민D, 비타민B군 등 없는 것 빼곤 모두 들어 있는 영양소의 집합체라 할 만하다. 특히 비타민B3인 나이아신은 알코올 분해 효소인 NAD를 생성해 술안주로 고등어 요리가 적합한 이유이다. 동맥경화를 예방해주는 EPA가 어류 중 최고인 삼치 다음으로 많이 함유되어 있다는 사실 역시 고등어가 세계적 명성을 얻은 까닭이다.

50대우주인 씨가 즐긴다는 꽁치는 쇠고기보다 16배 많은 비타민A를 가지고 있고 시력과 빈혈에 효과가 있는 비타민B12도 일반 생선들에 비해 3배 더 품고 있다. "꽁치가 잡히면 신경통이 들어간다"는 옛말이 있는데 이는 뼈를 튼튼하게 한다는 비타민D 역시 성인 몸이 요구하는 양의 3배가 꽁치에 더 들어 있기 때문이다.

전과 튀김, 구이 등 각종 요리법으로 유니맘 씨가 지난겨울 본전을 뽑았다는 빙어는 나구모 박사도 "통째로 먹을 수 있는 친근한 생선"이라고 따로 언급한 생선이다.

'호수의 요정'으로 불리는 빙어는 위장에 들어가 소화액 분비를 촉진시켜 소화불량을 낫게 하는 생선이다. 또한 간기능을 활성화시켜 시력에도 좋고 양질의 아미노산으로 빈혈도 예방해준다. 빙어 속 풍부한 칼슘은 아이들의 성장과 갱년기 여성의 골다공증에도 도움이 되므로 겨울철 1일 1식 별미는 빙어로 해도 큰 무리가 없을 것 같다.

양승호 씨는 1일 1식 초기엔 변이 적어 걱정이었는데, 자신처럼 다른 사람들도 변비를 앓을 수 있다고 했다. 그는 그 대책으로 다시마환을 먹고는 탁월한 효과를 봤다.

예부터 피를 맑게 하고 혈압을 낮춰주는 음식으로 유명했던 다시마는 혈당치를 내려 당뇨 환자에게도 좋고 양 씨의 말처럼 장운동을 도와 변비 해소에도 탁월한 효과를 발휘한다. 또한 발암물질을 배출해 대장암을 막아주는 한편, 건강한 머리카락에 필수 요소인 단백질과 비타민 등이 풍부해 탈모가 걱정되거나 윤기 있는 머리카락을 갖고 싶은 사람들에겐 아주 훌륭한 식품이다. 칼륨이 풍부한 다시마는 숙취 해소와 간질환에도 좋은데, 양 씨는 1식을 하며 부족해지기 쉬운 철분과 미네랄 섭취를 이유로 다시마를 특별히 더 추천했다. 하지만 갑상선 질환을 앓고 있는 사람에겐 다시마가 독이 될 수도 있는데 양 씨 역시 이 부분을 염려했다. 얘기인즉슨, 다시마는 요오드가 부족해 걸리는 갑상선 질환을 '예방'해주는 것이지 '치료'를 위한 음식은 아니라는 것이다.(한국인들은 세계보건기구가 권장하는 하루 요오드 섭취량의 20배를 이미 섭취 중이다.) 요오드는 결핵균을 흩어지게 할 우려가 있어 결핵 환자들 역시 다시마를 섭취할 땐 주의해야 한다고 전문가들은 조언한다.

다시마의 이러한 효능들은 같은 해조류인 김과 미역, 톳나물도 크게 다르지 않다. 단, 최근 모 방송 프로그램을 통해 알려진 것처럼 인위적으로 '산성 처리'된 김은 소비자 입장에서 깐깐하게 구분할 필요는 있다.

육류

케냐 마사이족은 고기, 우유, 피로만 된 식사를 한다고 알려져 있다. 가령 마사이족의 젊은 전사가 매일 섭취하는 동물성 지방은 300그램에 달한다. 하지만 그들의 혈중 콜레스테롤 수치는 평균 160 이하로 세계 어느 지역보다 낮을뿐더러 심장 질환이라는 병은 그 자체가 마사이족에겐 낯선 병명이라고 한다. 마사이족 전문가인 조지 만 박사는 '금세기 최고의 공공 보건 스캔들'인 현대 의학의 지방 가설을 '의학 역사상 최악의 사기극'이라 단언했다.

사실 카페 회원 중 1일 1식에 좋은 음식으로 육류를 추천한 사람은 닭날개를 추천한 50대우주인 씨 외엔 없었다. 실제로 육류는 '1일 1식 할 때 절대 먹지 말아야 할 음식들'에서 다뤄질 것이다. 그러나 여기서 또다시 리어 키스라는 사람을 인용해야 할 것 같다. 채식주의자였던 그가 '채식의 배신'이라는 책까지 내야 했던 데에는

다 그만한 이유가 있었던 것이다.

리어 키스는 "사람은 지방과 콜레스테롤 없이 살 수 없다"고 잘라 말한다. 그에 따르면 물질 대사와 생리 작용에 필수영양소인 비타민 중 지용성인 비타민 A, D, E, K는 반드시 지방이 있어야 이동할 수 있고, 지방 없이는 흡수가 잘 되지 않는다. 여기서 비타민 A와 D는 동물성 식품에만 들어 있는데, 실제 지방은 사람의 장기를 보호하고 연료를 공급하는 역할을 맡고 있다. 또한 인간의 뇌는 60퍼센트가 포화지방이며, 신경전달물질들이 '정보를 전달하는 것' 역시 지방 덕분에 가능한 것이다.

그는 콜레스테롤에 대한 세간의 오해도 지적했다. 물에 녹지 않아 세포막을 안정화시키고 인간의 몸속 모든 호르몬의 재료로 쓰이는 콜레스테롤의 80퍼센트는 사람의 몸에서 만들어진다. 음식 섭취로 몸속에 들어가는 콜레스테롤은 20퍼센트뿐이라는 것이다. 현대인들은 콜레스테롤 과잉을 걱정하지만 리어 키스는 오히려 콜레스테롤 부족을 염려한다. 혈중 콜레스테롤 수치가 낮으면 각종 암, 출혈성 뇌졸중, 호흡기·소화기 질환, 비자연사 등으로 이어질 가능성이 높다는 연구 결과가 바로 콜레스테롤에 대한 그의 주장과 확신의 근거이다.

육류 섭취가 몸에 좋다, 또는 몸에 필요하다는 이론은 많다. 실제 전문가들 중 상당수는 고기가 스트레스에 대한 저항력은 물론 의욕과 지구력을 높이고 간장 질병을 막아준다고 했다. 그리고 우리나라 사람들이 좋아하는 '3대 육류'는 돼지고기와 쇠고기, 그리고 닭고기다. 과연 이것들은 1일 1식에도 도움이 되는 음식일까?

미국의 영양학자 하이디스크 홀릭 박사는 언젠가 '면역력을 높여줄 수 있는 5가지 식품'을 발표하며 그 안에 쇠고기를 포함시켰다. 쇠고기에는 면역 글로불린의 원료가 되는 양질의 단백질이 들어 있는데 이 성분들이 독감 바이러스와 싸우는 백혈구 생성을 촉진시킨다. 또한 쇠고기의 동물성 단백질은 식물성 단백질보다 필수 아미노산을 골고루 함유하고 있다고 평가받고 있으며, 성장과 뼈 생성에 관련한 단백질을 만들어내는 필수 아미노산인 라이신도 풍부해 성장기 아이들에게 좋은 육류로 권할 만하다.

한국인들이 특히 좋아하는 돼지고기의 지방 융점(고체가 녹아 액체가 되기 시작하는 온도)은 사람 체온보다 낮아 위장에서 녹으며 중금속을 몸 밖으로 내보내주는 역할을 한다. 또한 돼지고기 속 불포화지방산은 탄산가스를 중화시켜 폐에 쌓인 공해물질을 없애주는데 이는 황사, 중금속 해독 음식으로 돼지고기 요리가 언급되는 이유이기도 하다. 뇌질환을 억제하고 뇌세포 생성과 재생에 결정적인 역할을 하는 리놀산이 풍부한 돼지고기에는 체내 흡수율이 높은 철도 많아 빈혈을 예방하며, 쇠고기보다 10배 많은 '피로회복 비타민' 비타민B1은 탄수화물을 에너지로 바꾸고 신경이나 근육이 제

기능을 하도록 해준다. 하지만 한국인들이 자주 즐기는 삼겹살에는 지방이 밀집되어 있는 만큼 1일 1식을 할 때는 피해야 할 부위임을 기억해두자.

닭고기를 일컬어 '육류의 산삼'이라고 한다. 일찍이 《동의보감》에는 닭고기를 일컬어 비장과 위장을 튼튼하게 하고 소화력과 골수를 강하게 하며, 질병 후 허약 증세에 좋다고 했다. 칼로리가 가장 적은 고기인 닭고기는 성장과 세포분열, 증식과 면역에도 중요한 역할을 하며, 건강한 시력을 유지하는 데 필요한 비타민A는 무려 쇠고기의 10배에 이른다. 그 외에도 산후조리 시 입맛이 없고 몸이 붓는 경우, 그리고 자궁출혈 증상에도 닭고기는 좋은 음식으로 알려져 있다. 50대 우주인 씨가 즐겨 먹는다는 닭날개에는 일반 식사만으로는 충분히 섭취할 수 없는 콜라겐이 풍부해 피부미용과 노화 방지에 좋다고 한다. 1일 1식 하며 피부에 주름이 생겨 걱정인 사람들은 기억해두면 도움이 될 것 같다.

지금까지 '1일 1식에 좋은 음식들'을 살펴보았다. 하지만 여기에서 세상 모든 '몸에 좋은 음식'들을 논할 수는 없다. 다만 인터뷰에 응해주신 분들의 목소리를 빌어 그려보았다. 여전히 논쟁 중인 음식들은 가능한 한 두 입장을 모두 소개하려 했고, 만장일치를 보인 '보약 음식'들은 좀 더 강조하려 노력했다.

08

1일 1식,
비타민 부족에 빠지지 않는 법

"다른 사람들은 비타민제를 먹기도 하는데 저는 약물에 의존해서는 안 된다고 생각합니다. 다양한 식재료를 섞어가면서 골고루 섭취한다면 비타민 부족에 빠질 리가 없습니다. 비타민은 소량으로도 충분히 작용하기 때문에 많이 먹는 것이 중요한 게 아니라 골고루 섭취하는 것이 더 중요합니다. 또한 다양한 야채들은 비타민은 물론, 단백질도 포함하고 있는 훌륭한 식재료입니다." (최승연 씨)

"제철 과일, 채소를 올바르게 섭취함으로써 하루에 필요한 비타민을 보충할 수 있지요. 저도 보통 음식에서 보충하려 노력은 하고 있고요. 하지만 아무래도 일반식보다는 1일 1식 할 때 음식 섭취량이 줄기 때문에 하루 권장 비타민량이 부족합니다. 그래서 저는 따로 종합비타민 보충제를 복용하고 있습니다. 음식으로 부족한 부분은 영양제로 보충하는 방법이 현명한 것 같아요." (이혜미 씨)

비타민과 관련한 질문에서 사람들은 위와 같이 "음식으로 충분하다"와 "종합비타민제를 복용해야 한다" 하는 양쪽으로 갈렸다.

최승연 씨와 이혜미 씨의 언급은 전체 응답자들을 대표하는 '양측 발언'임과 동시에, 반은 맞고 반은 틀린 생각이다. 비타민은 고른 식단만으로도, 비타민제만으로도 충족될 수 없기 때문이다. 거기엔 어떤 절충이 필요하다.

비타민이란 인체의 정상 생리기능을 유지하는 데 반드시 필요한 13가지 종류의 유기물질을 말한다. 사람이 살아가는 데 비타민은 없어선 안 될 영양소이지만 유감스럽게도 비타민D를 뺀 나머지 비타민들은 우리 몸에서 만들어내지 못하기 때문에 반드시 음식과 영양제를 통해 보충해야 한다.

영양 권장량, 최적 섭취량

|

그렇다면 무엇을 기준으로 보충해야 하는가. 여기서 등장하는 것이 '영양 권장량'과 '최적 섭취량'이라는 개념이다. 영양 권장량은 말 그대로 건강한 대다수 국민의 영양 요구량(여기선 비타민)을 충족시키기 위해 기존 영양 지식을 참고하여, 비타민의 최적 수준을 권장하는 것이다. 이는 주위에서 구할 수 있는 식품을 다양하게 섭취할 때 확보 가능한 수준을 권장량으로 정하는 것을 원칙으로 한다.

하지만 필리스 발츠 박사에 따르면 비타민 영양 권장량은 각기병이나 괴혈병, 야맹증 같은 비타민 결핍증을 피하고 간신히 건강을 유지하는 데 필요한 최소한의 양만을 알려줄 뿐, 최적의 건강을 유지하는 데 필요한 양을 알려주는 것은 아니다. 그래서 개인에 따른 맞춤형 '비타민 디자인'이 필요한 것이고 이것이야말로 그 사람이 최적의 건강을 유지할 수 있도록 하는 데 필요한 진짜 비타민량인 것이다. 학계는 이를 최적 섭취량이라고 부른다.

비타민 섭취를 위한 방식으로 음식(야채와 과일) 섭취나 영양제 복용이냐를 따지는 것은 비교적 거시적이고 느슨한 개념인 영양 권장량에 기댄 저마다의 논리였던 것이다. 학교 교과서에서도 기준으로 삼는 만큼 사람들은 지금까지 영양 권장량을 거의 절대적으로 맹신한 것이나 다름없었다.

양승호 씨는 1일 1식을 시작할 때 부족해지기 쉬운 섬유질과 비타민을 보충하기 위해서라도 식단을 야채 위주로 구성해야 한다고 말했다. 그는 간식으로 과일이나 견과류도 평소 이상으로 섭취해주어야 한다며, 특히 1일 1식 초기에는 이를 의식적으로 노력해야 한다고 강조했다. 그 역시 식사할 때 비타민이 풍부한 밑반찬에 우선 손이 가도록 노력했다고 한다.

1일 1식을 하기 전에는 비타민제와 키토산 등 건강식품을 챙겨 먹었다는 하현의달 씨도 이제는 생각이 달라졌다. 그는 "채소는 하루에 5번, 과일은 하루 3번 먹으라"는 말을 인용하며 채소와 과일 섭취에 무게를 실었다. 그는 비타민B1이 풍부해 춘곤증 예방에 좋다는 잡곡밥도 챙겨 먹고 있는데 굳이 비타민 부족을 걱정할 필요가 있겠느냐는 것이다.

반은 맞는 말이다. 종합비타민제는 스물여 가지 비타민과 미네랄을 영양 권장량 수준으로 한 알 속에 압축한 것이다. 하지만 이를 필요로 하는 사람은, 일반 식사로는 비타민 영양 권장량을 충분히 섭취할 수 없는 결식아동이나 노숙자, 임신부 정도가 해당된다. 즉, 끼니 걱정 없이 사는 대부분의 현대인은 종합비타민제를 매일 같이 복용하지 않아도 된다는 얘기다. 물론 멀티비타민제를 복용한 사람들이 복용하지 않은 사람들에 비해 암 발생 위험이 약 8퍼센트 낮은 것으로 나타난 미 하버드 의대 부설 브릭햄 여성병원 예방

의학 연구팀의 연구 결과에 얼마나 주목할지는 각자의 판단에 맡겨야 할 부분일 것이다.

그렇다고 모든 비타민을 음식만으로 챙길 수 있는 것도 아니다. 다시 양승호 씨 이야기로 돌아가 보면, 그의 집과 회사엔 선물로 받은 비타민제가 쌓여 있지만 1일 1식을 하면서 오히려 '인위적인 제품'에는 손이 안 가게 되었다고 한다. 인위적인 것은 어떤 식이든 부작용이 있게 마련이고, 자연식품으로 비타민을 충분히 섭취하면 좋을 것 같았기 때문이다.

하지만《비타민 혁명》의 저자 좌용진은 여기에 의문을 든다. 과연 음식만으로 몸에 필요한 모든 비타민을 섭취할 수 있을까? 이것은 물리적으로 불가능하다. 가령 1,000밀리그램의 비타민C가 든 보충제 한 알을 과일로 섭취하기 위해선 키위 40개를 먹어야 하고, 음식으로 보충제 속 천연 베타카로틴을 따라 잡으려면 무려 3배를 더 섭취해야 동일한 수준에 이를 수 있다. 그러니 옥수수기름이나 콩기름을 큰 수저로 10번 이상, 땅콩과 아몬드 한 봉지를 한 자리에서 다 먹을 자신이 없다면 비타민E의 영양 권장량은 음식으로, 최적 섭취량은 보충제로 각각 보충하는 것이 현명하다는 얘기다.

게다가 요즘 '자연식품'들은 여러 외부 조건 때문에 영양소가 과거에 비해 50퍼센트 정도밖에 함유되어 있지 않은 경우가 많다. 공기가 맑았던 50년 전 환경에서 자란 채소와 과일에 비하면 요즘 채소와 과일의 영양은 그때의 절반밖에 못 미치는 것이다. 백미나 밀가루처럼 도정을 많이 거친 곡류 역시 탈곡이 안 된 것에 비하면 그 영양소가 90퍼센트 낮은 수준이라고 하니 자연식품으로 모든 비타민을 섭취할 수 있다고 믿는 것은 비현실적일 수밖에 없다.

단, 시중에서 합성비타민제보다 좀 더 비싸게 팔리는 천연비타민제를 구입할 때는 한 번 더 살피는 것이 좋다. 식약청에 따르면 이는 근거 없는 주장으로, 천연비타민은 오직 과일과 채소만으로 섭취할 수 있는 것이어서 아무리 '천연원료'로 만들었다는 비타민제도 결국 합성비타민제라는 사실은 알아둬야겠다.

몸이 요구하는 비타민의 주요 기능

우리처럼 쌀을 주식으로 하는 나라의 국민들은 더 비타민을 챙겨 먹어야 한다. 사실 겨를 벗기기 전 현미로 먹으면 그나마 소량의 비타민이라도 섭취할 수 있지만 '흰밥'이 대세인 곳에선 그마저도 박탈당하고 있는 것이 현실이다. 사람 몸이 특히 많이 요구하고 쉬 부족해지기 쉬운 비타민에는 여섯 가지가 있는데 바로 비타민A와 B1, B2, 그리고 비타민C, D, E다.

비타민A 결핍은 흔히 개발도상국에서 시력 저하의 가장 큰 원인으로 지목되곤 한다. 비타민A가 부족하면 야맹증과 시력 감퇴, 결막염과 안구건조증 등에 걸리기 쉬운데 PC와 스마트폰을 일상적으로 사용하는 현대인들에게 비타민A는 그래서 더욱 염두에 둬야 할 영양소이다. 비타민A는 토마토와 달걀을 비롯해 고구마, 케일, 부추, 시금치, 당근, 파슬리, 겨울호박 등에 많다. 단, 임신부가 비타민A를 많이 복용하면 태아의 기형을 유발할 수 있다고 하니 주의해야겠다.

사람의 뇌는 곡류, 감자, 고구마, 과일 등의 당분만을 사용하는데 이 당분들은 비타민B1에 의해 에너지로 바뀐다. 개인의 학습능력 향상에 도움을 주는 등 신경계와 인간의 정신적인 면에 주로 관여하는 비타민B1이 부족하면 정신장애와 심장장애, 순환계장애를 겪을 수 있어 반드시 따로 섭취해줘야 한다. 사실 쌀밥에도 당분은 있지만 이것을 에너지로 만들어줄 비타민B1이 부족해 아무리 밥을 잘 먹어도 뇌에는 사실상 에너지가 잘 전달되지 않는 현상이 일어난다. 그래서 챙겨 먹을 만한 것으로 효모제품과 현미, 가공하지 않은 곡류, 육류 내장, 그리고 달걀 노른자와 콩 등이 있다.

반면, '리보플라빈'이라고도 하는 비타민B2는 '정신'보다는 '성장'을 돕는 비타민으로 이것이 모자랄 땐 피로감과 무력감, 충혈, 구내염, 치아출혈 같은 증상이 나타날 수 있다. 엽록 채소와 곡류의 씨눈, 고기, 달걀 흰자, 간 등에 많이 들어 있으나 리보플라빈은 광선이나 자외선에 의해 파괴되는 성질이 있어 보관할 땐 주의해야 한다.

라이너스 폴링이라는 학자에게 두 차례나 노벨상을 안겨준 비타민계의 슈퍼스타인 비타민C는 항산화 기능과 심혈관 질환 예방을 비롯해 면역 세포 생산 및 운동성 촉진을 통한 면역력 강화, 몸의 생존에 필수적인 스트레스 호르몬과 콜라겐, 카르니틴 합성을 해 인체에 반드시 필요한 영양소이다. 위암을 예방한다는 다양한 연구 결과 역시 비타민C의 인지도에 결정적 근거가 되는데 오렌지와 감귤류, 키위, 고추, 브로콜리, 딸기, 양배추 싹에 주로 있으니 틈틈이 꼭 챙겨 먹도록 하자.

칼슘 흡수를 도와 뼈를 튼튼하게 하는 비타민D는 몸속 칼슘 농도를 일정하게 유지하는 데 필요한 영양소다. 비타민D를 충족하기 위해선 반드시 일정량의 햇볕을 쬐어주어야 하는데, 음식으로도 보충할 수 있지만 비타민D는 햇볕을 통해 피부에서 합성되기 때문이다. 최근 5년 사이 비타민D 결핍으로 병원을 찾은 환자가 8배 증가했다는 사실은 현대인들이 그만큼 실내 생활을 많이 하고 있다는 방증일 것이다. 결핍 시 근육통과 근무력증으로 이어지는 비타민D는 등푸른생선과 버섯에 특히 많이 들어 있으니 햇볕을 쬐는 것과 더불어 평소 꾸준한 섭취가 필요해 보인다.

하버드 대학에서 성인 남녀 12명을 대상으로 한 실험에서 비타민E를 충분히 섭취한 사람은 파킨슨병에 걸릴 확률이 낮았다. '토코페롤'이라는 이름으로도 잘 알려진 비타민E는 비타민C와 함께 우리 몸의 면역력 강화와 항산화작용을 동시에 해내는 것은 물론 혈액순환 개선, 혈중 콜레스테롤 수치 저하, 상처 치유 촉진, 노화 지연 등 많은 순기능을 가지고 있다. 아몬드, 땅콩, 해바라기씨 같은 견과류, 옥수수 또는 콩기름, 그리고 아보카도를 통해 섭취할 수 있으니 간식을 먹을 때나 요리를 할 때 참고하면 건강에 많은 도움이 될 것이다.

결국 1일 1식을 하면서 비타민 부족에 빠지지 않기 위한 우리의 질문은 음식으로 할지 보충제로 할지가 아닌, 음식과 보충제를 내 몸에 맞게 어떻게 잘 섞어 섭취하느냐가 되어야 한다. 그것이 바로 '맞춤형 비타민 디자인'인 최적 섭취량이라는 개념의 본질이자 핵심이다. 이는 '건강한 1일 1식'이라는 명제가 성립하는 데 없어서는 안 될 필요조건이다.

1일 1식,
필수영양소를 보충하는 법

　　　　　　　　　　　　1일 1식 & 간헐적 단식 카페에
'건심보감'이라는 칼럼을 연재 중인 큰걸음 씨는 1일 1식을 하다 보면 기초영양분이 부족해져 심할 경우엔 영양실조에 걸릴 가능성도 없지 않다고 했다. 하루 한 끼를 먹으면서 필수영양소 섭취를 소홀히 하면 오히려 영양 부족과 건강 악화로 이어질 수 있다는 것이다.
　그는 우엉차나 통밀쿠키를 먹지 않는다면 무기질이나 비타민 같은 기초영양분은 다른 것을 통해 보충하는 것이 좋다고 보았다. 단, 비타민제는 첨가물이 많이 들어간 화학물질 덩어리이므로 가급적 먹지 말 것을 권했다. 대신 비타민부터 무기질까지 다양한 기초영양분을 함유한 사과, 바나나, 귤, 감 같은 과일을 1식에 곁들이는 게 도움이 된다고 했다. 큰걸음 씨는 또 나구모 박사가 주장한 '1즙 1채'만으로 1일 1식을 한다면 면역력 약화 등 건강 악화를 초래할 가능성만 더 높일 것이라며 반대 입장을 분명히 하기도 했다.

물론 지속적인 영양실조는 면역 기능을 억제하고 감염 확률도 높인다. 하지만 조엘 펄먼 박사에 따르면 영양 부족으로 인한 병은 (1일 1식을 '부분적 단식'으로 봤을 때) 단식으로 일어나지 않는다. 영양실조는 면역 기능을 억제하지만 단식은 오히려 면역 기능을 정상화할뿐더러 나아가 더 높여주기 때문이다.

단식이란 몸의 영양소 저장량이 정상적인 기능을 유지할 때까지 물을 제외한 모든 음식과 음료를 끊는 것, 즉 생리적 휴식 상태를 말한다. 나구모 박사의 말처럼 인체 세포에는 기근과 식량 부족, 단식 등에 대비한 단백질과 지방, 미네랄, 비타민 등이 고루 비축되어 있다. 장기간 단식을 해도 영양결핍이 생기지 않는 이유다. 단식 실천자들을 대상으로 한 펄먼 박사의 연구 결과에 따르면 실제 단식 기간에도 비타민과 미네랄 수치는 매우 정상적이며 안정적인 상태를 유지했다고 한다. 따라서 관건은 배를 비우기 전, 뱃속에 어떤 영양소를 어떻게 또 얼마나 비축해두어야 할 것인지가 된다. 영양 부족 또는 영양실조에 노출될 가능성은 단식을 할 때가 아닌, 단식을 하기 전이 문제인 것이다.

정성민 씨는 현미밥과 김, 콩, 김치 정도면 영양소 섭취는 충분하다고 말한다. 그는 과일이나 견과류를 간식 삼으며 그렇게 9개월째 1일 1식을 했지만 몸에 아무런 이상을 느끼지 못했다. 그의 주장에 따르면 다양한 과일로 비타민을, 김과 콩으로 무기질을 섭취한다고 했다. 여기에 천일염을 손끝으로 집어 넣은 물을 한 컵 마시면 영양소 보충 걱정은 하지 않아도 된다는 것이 그의 경험담이다.

영양보조제, 꼭 섭취해야 하는가

무기질 섭취를 염두에 두고 멸치와 양배추, 김과 미역 등을 챙겨 먹는 하현의달 씨는 1식을 하면서 식단을 더 고민하게 되었다고 한다. 하루에 세끼 먹을 당시엔 부족한 시간 때문에 배만 채우고 보자는 생각에 정크푸드를 쉽게 접한데다, 넘쳐나는 칼로리는 생각하지 않고 제대로 먹지 못했다는 아쉬움에 또 무언가를 먹어야 한다고 생각했다는 것이다. 하지만 1식을 하게 되면서 '한 끼'가 매우 소중해졌고, 소중한 만큼 그 한 끼를 대강 때울 수는 없게 되었다. 요즘은 가능한 한 현미 잡곡밥에 나물 반찬, 싱싱한 채소, 그리고 육식을 좋아해 오리고기 아니면 기름기가 적은 갈빗살 등을 구워 먹는 식생활을 이어 나가고 있다.

　이처럼 1일 1식이라는, 소식과 단식의 중간 지점을 돌파해나가려면 공복에 들기 전 적당한 영양소 섭취가 필수다. 가령 '3대 영양소'를 기준으로 했을 때 사람 몸에 가장 이상적인 칼로리 비율은 탄수화물 80퍼센트 이상, 단백질과 지방은 각각 10퍼센트 이내일 때라고 한다. 영양소의 이러한 균형 잡힌 비율을 위해선 가능한 한 현미나 통밀 같은 자연 상태 곡식을 섭취하는 것이 좋다고 전문가들은 말한다. 도정하지 않은 곡물은 총 세 층의 겹을 갖는데 제일 바깥층은 섬유소가 많고 중간층은 탄수화물이, 그리고 씨눈은 비타민과 미네랄의 보금자리다. 물론 채소를 먹을 때는 잎째·껍질째·뿌리째 모두 먹는 것이 좋다는 건 이제 상식에 가까운 얘기일 것이다.

　비타민에 이어 여기서도 영양제는 자칫 모자랄 수 있는 필수영양소를 보충하는 수단이 되고 있다. 이민희(페어리엔젤) 씨는 평소 야채를 자주 먹긴 하지만 세끼를 온전히 먹어도 몸에 필요한 영양소를 모두 챙겨 먹는 것은 불가능하리란 생각에 약국에서 멀티비타민과 미네랄이 함께 든 알약 영양제를 복용 중이다. 육식을 하지 않아 영양소 보충이 절실하다는 이혜미 씨도 영양제로 모자란 부분을 보충하고 있었는데, 단백질 정도는 다시마로 충분하다고 생각하지만, 그 외 영양소들은 비타민제나 오메가-3를 따로 챙겨 먹어야 한다는 생각에서다.

　현실적으로 영양보조제 섭취는 필수불가결해 보인다. 단적인 이유로 현대에 들어 식물재배 방식이 산업화되면서 대량 생산화되었다. 토양 자체에 영양소가 충분하지 않은 상태에서 너무 많은 양을 재배하게 되면 과거의 토양의 질이 담보되어 재배했던 야채나 과일만큼 영양소를 함유하고 있을 리 없다. 또 하나, 종합영양제 수준의 필수영양소는 불임으로 고민하던 여성들에게도 희망을 준 바 있다. 미국의 연구 결과에 따르면, 1년간 인공수정으로 임신 시도를 했지만 실패한 56명 여성을 대상으로 한 그룹에는 엽산만 보조하고 다른 그룹에는 종합영양제 수준의 필수영양소를 보조했더니 엽산 보조 그룹은 25퍼센트의 여성이 임신에 성공한 반면, 필수영양소를 고르게 보조한 측의 여성들은 60퍼센트가 임신에 성공한 것이다.

　소식을 하지 않고 하루 영양소와 열량을 모두 1식에 집중 섭취하기 때문에 영양 부족은 없을 것 같다는 정수진 씨가 "만약 부족하다면 식단과 영양 보충제로 조절"하려는 이유가 바로 여기에 있다. 종합영양제에 대해선 2002년 미국 의사 학술협회를 비롯해 전문가들 사이에서도 '섭취하는 것이 좋다'는 의견이 다수를 형성하고 있는 것으로 알려졌다. 다만 영양보조제는 말 그대로 부족한 영양소를 채워주는 '보조' 역할만 할 뿐, 특정 증상을 낫게 하는 '치료제'가 아니라는 점은 잊지 말자.

단백질 섭취, 어떻게 할 것인가

1일 1식 카페에서 영양소와 관련해 회원들 사이에서 묻고 답하는 것이 바로 단백질이다. 20개의 아미노산으로 이루어진 단백질은 그중 9가지 필수 아미노산으로 근육을 만드는데, 보통 달걀과 우유를 비롯해 생선과 육류, 그리고 견과류를 통해 섭취하게 된다.

하지만 1일 1식을 하다 보면 필수영양소를 완벽하게 챙겨 먹을 순 없는 것인지, 조낙현 씨는 지금도 영양소 보충 문제를 고민하고 있다. 체지방 분석을 해보면 영양분 측면에서 크게 부족함이 없는데도 최근 그의 근육은 생각보다 많이 소실되어 단백질 보충에 주력하고 있다는 것이다. 1일 1식을 시작하고 2주가 지난 시점부터 현재까지 그는 근력 운동을 병행하고 있다.

리셋클리닉 박용우 원장은 올바른 소식은 1일 1식이 아니라 하루 네 끼를 조금씩 나눠 먹으면서 배고픔을 달래주는 것이라고 주장한다. 1일 1식을 할 경우, 소변으로 즉시 배출되어버리는 수용성 비타민과 단백질이 하루 한 끼 식사의 가장 큰 문제라고 본다. 보통 하루에 권장하는 단백질 양은 몸무게 킬로그램당 0.8그램. 이는 하루에 생선 다섯 토막 또는 달걀 일곱 개와 같은 분량으로, 만약 1식으로 인해 총에너지 섭취량이 낮은 상황에서 단백질마저 에너지원으로 써버리면 체내 단백질 손실이 발생할 수밖에 없다는 것이 그의 입장이다. 특히 다이어트를 할 때는 평소보다 단백질 요구량이 몸무게 킬로그램당 1.2~1.5그램 정도가 더 늘어나는데 이걸 한 끼에 모두 먹는 것은 불가능하다는 얘기다.

'1일 4식'이 옳은 것인지는 모르겠지만 영양보조제를 복용하는 1일 1식 실천자들과 근육 소실을 걱정하는 조낙현 씨 사례를 보았을 때 단백질에 관한 박 원장의 주장은 설득력이 있다. 때문에 1일 1식이 하루 한 끼에 승부를 거는 건강한 습관인 만큼 가정에서의 식단 점검과 영양보조제 복용 문제 등 전문의와 상담을 통한 몸 점검은 반드시 병행해야 할 것이다. 다만 단백질의 경우, 오랜 기간 너무 많이 섭취해도 신장 비대와 노화현상이 동반되므로 주의가 필요하다. 현미(8%)나 밀(10~15%), 콩(40%)에도 사람에게 필요하다는 양인 7퍼센트보다 많은 단백질이 많이 들어 있으니 굳이 가공 처리된 유제품이나 육류를 따로 챙겨 먹을 필요는 없다는 것도 알아두자.

건강하게 먹자

|

한편, 펄먼 박사는 단식을 시작했을 때 비타민이 체내에 남아 있었다면 45일 이하 단식 기간 동안 몸속 비타민은 고갈되지 않는다고 했다. 이러한 의견처럼 1일 1식을 하면 영양소가 부족해질 수 있

다는 생각 자체를 '편견'으로 보는 사람들도 있다.

최승연 씨는 3식 자체가 우리의 고정관념이 아닌지, 되묻는다. 한 끼를 먹더라도 그 소중함을 느끼고 골고루 알찬 식단을 고수한다면 무기질 결핍 따윈 생기지 않는다는 것이다. 물론 한 가지 조건이 있다. 그렇게 되기 위해서는 스스로 영양소에 대한 공부도 함께 해야 한다는 것. 최 씨는 그러한 공부 습관도 1식을 실천하다 보면 자연스럽게 몸에 배게 될 것이라고 했다. 내 몸, 내 건강에 무관심한 '나'는 없을 테니 말이다.

김재중 씨도 하루 한 끼를 먹는다고 필수영양소 섭취가 어려울 것이라는 생각은 잘못된 것 같다고 했다. 1일 1식은 소식이 아니기에 매일 먹는 식사에서 고루 챙겨 먹으면 된다는 게 그의 생각이다. 예를 들어, 계절마다 나오는 제철 음식만 반찬으로 섭취해도 영양소 부족은 걱정할 필요가 없지 않을까, 그는 조심스럽게 의견을 보탰다.

그렇다. 조급해하고 불안해할 필요가 없다. 몸은 반응을 하지 않는데 남의 말과 글을 통해 접한 지식에 혹해 지금까지의 식습관 리듬을 일거에 깨는 건 어리석은 일일 것이다. 앞에서도 말했지만 영양소가 부족한 것은 단식, 즉 공복 때문만은 아니다. 그것은 공복 전의 이슈이고 공복 전 먹는 한 끼 식사의 질에 관한 문제이다. 제2차 세계대전 중에 '비자발적 단식'으로 굶주린 이들 중에서도 비타민 같은 필수영양소가 부족했던 사람이 매우 드물었다는 사실은 많은 걸 생각할 여지를 준다. 양승호 씨의 말처럼 하루 세끼 먹다 한 끼를 먹으면 필수영양분 섭취가 불리해지는 것이지, 절대 부족해지는 것은 아니다.

암 환자의 절반 이상이 암 때문이 아니라 수술과 치료 과정에서 발생하는 영양실조로 죽는다는 분석은 흥미롭다. 큰걸음 씨는 꼭 환자가 아니어도 중요한 시험을 앞두고 있거나 심적 고통이 클 때, 심한 설사를 지속할 때, 다이어트를 할 때도 영양실조는 종종 발생할 수 있다고 했다. 실제 그가 나열한 영양실조 증상, 예컨대 피부가 거칠어지고 근육이 눈에 띄게 줄며, 기력이 없고 머리가 멍해지고 면역력이 떨어지는 것 등은 나구모 박사가 1일 1식의 장점으로 내세운 것들과 180도 반대되는 것들 아닌가. '살을 뺀다'는 생각으로만 1일 1식을 하면 영양 부족에 직면할 확률이 높아진다는 사실을 명심하자. 단순히 살을 빼기 위한 1일 1식은 '적게 먹자'라는 주문 같은 강박을 실천자의 뇌리에 심을 우려가 있기 때문이다. 차라리 '건강하게 살자'라는 생각으로 1일 1식에 임하는 것이 좋다. 그래야 하루 한 끼를 먹어도 식단의 영양소를 계산하게 될 것이고, 이후 공복도 비로소 제 역할을 해낼 수 있을 것이다.

1일 1식 하면서
절대 먹지 말아야 할 음식

　　　　　　　　　다시 말하지만 1일 1식은 얼마를 먹느냐보단 무엇을 먹느냐가 관건인 식습관이다. 예컨대 하루 한 끼를 '약간의' 인스턴트 라면 또는 '한 조각의' 피자 등으로 때운다면 그것은 실패한 1일 1식이 될 확률이 높다. 한 끼를 좀 많이 먹더라도 앞서 다룬 '착한 음식들'을 먹어야 1일 1식은 당신에게 건강한 삶을 선물할 것이다. 여기에선 1일 1식을 하며 피해야 할 '못된 음식'들을 다루려 한다. 범주는 인터뷰에 응해준 분들의 이야기를 기반으로 했다. 지금 1일 1식을 실천하고 있거나 곧 1일 1식을 실천할 분들은 참고하기 바란다.

인스턴트식품과 정크푸드

빠르게 한 끼를 해결할 수 있는 인스턴트식품과 정크푸드는 1일 1식 실천자들에게 가장 뿌리치기 힘든 적일지 모른다. 시간 절약은 물론 어린 시절부터 길들여진 입맛이 식습관을 바꾼 지금일지라도 가끔 그것들을 원하기 때문이다. 하지만 당신이 성공적인 1식 생활을 해나가고 싶다면 단언컨대 이 두 식품 장르는 '가까이 하기엔 너무 먼' 것으로 만들어야만 한다. 1일 1식 붐이 일기 10개월 전부터 1일 1식을 실천했다는 배우 공형진 씨의 10킬로그램 몸무게 감량과 '뽀얀 피부'는 다름 아닌 절주와 인스턴트 식품 피하기를 통해 얻은 성과였다.

인스턴트식품과 정크푸드의 가장 큰 문제점은 탄수화물과 동물성 단백질, 지방 같은 열량 영양소는 많은 반면에 이것들을 몸 안에서 분해시켜줄 비타민과 무기질은 거의 없어 영양 불균형을 가져온다는 사실이다.

예컨대 커피와 함께 1일 1식 카페 회원들이 가장 끊기 힘들어하는 라면의 경우를 보자. 라면의 면은 일단 가공된 밀가루 반죽을 기름에 튀긴 식품이기 때문에 단백질은 지나치게 적고 트랜스지방은 지나치게 많은 식품이다. 또한 쫄깃한 면발을 위해 면류 알칼리제라는 화학첨가물을 넣으며, 산화를 막는다는 명분으로 튀김 기름에는 산화방지제도 넣는다. 라면 맛의 핵심인 스프 역시 아미노산 성분을 고농축시켜 만든 단백가수분해물이라는 조미료와 국물을 더 마시고 싶도록 하는 산미료, 그리고 걸쭉한 맛의 정체인 증점제로 이루어진 첨가물 덩어리다. '첨가물 반대 전도사'로 유명한 아베 쓰카사는 이러한 라면 스프를 식품이 아닌 '공업제품'이라고까지 얘기했다.

여기서 가장 문제가 되는 것은 트랜스지방인데 이것은 라면 같은 인스턴트식품 외에도 햄버거와 피자, 케이크, 쿠키, 팝콘, 튀김류, 쇼트닝 마가린, 마요네즈 등에도 듬뿍 들어 있다. 트랜스지방이 심각한 이유는 동맥경화와 협심증, 심근경색의 원인이 될 뿐 아니라 자주 섭취하면 노화를 촉진하고 각종 암의 발병률을 높이기 때문이다. 또한 당뇨와 고혈압에도 직접 관여하는 것으로 알려져 있다.

또한 정크푸드는 포화지방산과 콜레스테롤 함유량도 높기 때문에 건강과 다이어트를 동시에 노리는 1일 1식 실천자들이라면 반드시 멀리해야 할 식품군이다. 가령 1971년, 일본에 맥도날드가 진출하고 10년 후 2배 오른 매출만큼 어린이들의 비만율도 2배 증가했다는 사실은 생각해볼 문제이다. 식약청의 보고에 따르면 모 회사 햄버거 속에는 포화지방산이 영양소 기준치의 140퍼센트 가까이 들어 있었고, 콜레스테롤은 92퍼센트를 육박했다. 한 유명 피자 회사의 경우엔 피자 한 판에 단백질 함량이 기준치의 130퍼센트, 포화지방산과 콜레스테롤은 각각 57퍼센트, 24퍼센트씩 함유돼 있었다고 한다. 포화지방산과 콜레스테롤을 과다 섭취하면 동맥경화 같은 순환기 계통 질병을 일으킬 위험이 있다는 것은 익히 알려진 사실이다. 여기에 유전자 조작 식재료를 많이 쓰고 아크릴아마이드라는 잠재성 발암물질을 함유하고 있다는 진실까지 더하면 왜 '소중한 1식'을 햄버거 정도로 때워선 안 되는지 설명된다.

습관처럼 마시는 청량음료도 마찬가지다. 여기엔 사람들이 기꺼이 지갑을 열도록 만드는 가공음료 특유의 맛을 위해 구연산류와 인산염을 첨가하는데 이것들은 몸속에 있는 다량의 칼슘을 몸 밖으로 빼내 골다공증을 일으키거나 주의력 산만과 짜증을 동반하는 신경 과민성을 부를 수 있다. 카페 회원인 이프니티 씨가 1일 1식을 실천하고 나서 그토록 좋아했던 초코우유에서 타이어 냄새 같은 향료 맛을 느낀 것은 결코 우연이 아니었던 것이다. 비록 청량음료와 종류는 달라도 '가공'이라는 같은 논리가 낳은 아찔한 에피소드가 아닐 수 없다.

그렇기 때문에 최승연 씨의 말처럼 하루에 한 번 먹는 식사를 급한 마음, 귀찮은 마음에 인스턴트식품으로 때우려는 사람은 어쩌면 1일 1식을 해서는 안 될지도 모른다. 바로 그런 사람들이 "1일 1식 하면서 몸이 더 안 좋아졌다"는 왜곡된 경험담을 주위에 퍼뜨리고 다닐 것이기 때문이다.

단 음식

단 음식은 한국인의 일상에서 흔한 음식이다. 우울할 때 먹으면 기분이 좋아진다고 해서 혼자 있을 때 특히 더 많이 찾곤 한다. 물론 달달한 초콜릿 등을 자주 섭취하면 몸에 좋을 리 없다는 것은 이제 상식에 가까운 얘기다. 책으로도 인터넷 파일로도 이와 관련한 자료는 수북하게 쌓여 있다. 하물며 하루의 절반 이상을 빈속으로 지내야 하는 1일 1식 실천자들에게 이것들이 치명적일 수 있다는 건 오래 생각할 필요가 없어 보인다.

"현대인들은 커피를 너무 많이 마시는 것 같다"고 지적한 카페 매니저로 일하는 정희연 씨가 커피보다 더 우려한 점이 커피를 마실 때 함께 먹는 쿠키나 빵, 케이크 같은 단 음식이라고 한 것은 당분의 위험성을 직접 경험한 사람의 살아 있는 충고다. 특히 1일 1식을 하는 사람에게 그러한 식습관은 칼로리를 높일뿐더러 1식을 통해 충분한 영양을 채워야 할 부분에 설탕과 탄수화물이 차지해 급기야 탄수화물 중독으로까지 이어지지 않을까, 하는 게 그녀의 생각이다. 이는 본인 스스로도 아직 완전히 끊지 못하고 있어 고민 중인 문제기도 하다.

일단 당분이 사람 몸속에 들어오면 혈당이 올라가고 인슐린은 그것을 세포로 운반한다. 세포로 들어간 당분 중 에너지로 쓰이지 못한 것은 글리코겐이라는 저장당과 중성지방으로 축적되는데, 비만의 주범이 중성지방이라는 사실을 감안하면 이는 일종의 경고가 되는 셈이다.

당에는 설탕 같은 단순당과 복합 탄수화물이라고도 하는 복합당으로 나뉘는데 문제가 되는 것은 전자다. 단순당의 경우 혈당을 빨리 올렸다 빨리 내리면서 허기를 느끼게 하는데, 그럼으로써 인슐린 분비가 많아지기 때문이다. 심한 허기를 느낄 때 사람은 으레 폭식과 과식에 노출되기 마련이다. 따라서 1일 1식을 할 때에는 현미 같은 통곡식이나 감자, 고구마, 옥수수 등에 든 복합당을 섭취해야 한다. '무가당'이라는 달콤한 말에도 현혹되어선 안 될 것이 빵과 케이크의 10~40퍼센트, 토마토케첩과 아이스크림의 약 30퍼센트는 모두 살을 부르는 단순당이기 때문이다. 이러한 고과당 음식을 꾸준히 섭취하게 되면 뇌의 학습능력과 정보 기억력을 떨어트린다는 연구 결과가 있다. 초콜릿과 설탕물을 먹인 쥐는 발 아래 뜨거운 열이 흘러도 발을 떼는 속도가 보통 때보다 늦어졌다는 실험 결과도 있다.

백미

과거에 비해 많이 바뀌긴 했지만 한국 사람들은 여전히 '식감이 안 좋다', '밥을 먹은 것 같지가 않다' 등의 이유로 백미를 선호한다. 하지만 신야 히로미 박사는 흰쌀을 '죽은 식품'이라고 했다. 단맛과 부드러운 식감 때문에 사람들이 흔히 찾지만 정작 영양소는 현미의 4분의 1에 그쳐 건강에는 아무런 도움이 되지 않는다는 것이다. 실제로 정제된 곡물은 비타민과 필수 지방산, 특히 항산화제가 부족하다. 반면, 잎이 무성한 녹색 채소는 건강에 필수인 영양소와 비타민, 미네랄, 필수지방산이 풍부하다. 가령 피토케미컬이라는 식물성 물질은 면역체계를 지원하고 암으로부터도 몸을 보호해준다.

정성민 씨 역시 신야 히로미 박사와 같은 생각이다. 그는 백미를 주식으로 먹지 말고 하루 세끼를 다 먹더라도 반드시 현미밥으로 소식하라고 강조한다. 그의 말에 따르면, 백미를 중심으로 1일 1식을 하면 에너지가 '뼛속부터' 솟아나지 않을뿐더러 몸도 항상 나른하고 운동능력도 떨어진다. 반면에 '영양의 다이아몬드'인 현미는 단백질과 지방질, 회분, 칼슘, 인분, 철분, 칼륨, 각종 비타민 등 40여 개 영양소가 들어 있는 영양의 보고다. 상황이 이러할진대 왜 굳이 영양가도 없는 백미를 선호하는 것인지 알 수 없다. 한 일본 학자는 "쌀이 주식인 한국은 왜 현미를 먹지 않는지 이해가 되지 않는다"라고 했다. 이것은 현미를 좋아하는 학자의 주관적 판단이 아닌 과학으로 증명된 객관적 사실이다. 자연 그대로의 현미가 정제된 백미보다 백배는 낫다.

육류, 생선, 그리고 달걀

고기와 생선, 달걀을 '절대 먹지 말라'고 하려는 것은 아니다. 이미 1일 1식에 좋은 세 가지 식품을 다루었다. 따라서 여기에선 그 이면도 있다는 이야기를 덧붙이고자 한다. 판단은 언제나 1식을 실천하고 있는 여러분의 몫이다.

한 통계에 따르면 한국인은 이틀에 하나씩 달걀을 먹는다고 한다. 하지만 '완전식품'으로 유명한 달걀은 사람 몸에 필요한 최대 단백질의 4.5배에 이르는 단백질을 함유한 '과단백' 식품으로, 골다공증에 걸릴 위험을 높이고 신장 노화를 촉진하며, 사람에 따라서는 알레르기를 동반하기도 한다. 달걀은 현미에 비해 지방도 10배 이상을 함유한 과지방 식품이다. 그래서 많이 먹게 되면 비만과 당뇨, 고혈압과 동맥경화증 같은 성인병의 원인이 되기도 한다. 고기, 생선과 더불어 콜레스테롤 과잉을 부르는 식품 역시 달걀인데, 가령 달걀 하나엔 250~300그램의 콜레스테롤이, 그것도 노른자에 집중적으로 들어 있다. 이는 개당 혈액 100밀리리터마다 5밀리리터의 콜레스테롤을 상승시키는 결과를 가져온다. 과유불급이라 했다. 완전식품도 지나치게 먹으면 1일 1식의 훼방꾼이 될 수 있다는 말이다.

    육식을 주로 하는 운동선수들의 평균 수명이 일반인보다 짧다는 것은 이제는 꽤 알려진 사실이다. 실제 동물성 식품은 동맥경화증 등으로 근육에 공급되는 혈액 양을 줄인다. 근육의 수축운동이 원활하게 되기 위해선 혈액을 통해 포도당과 산소가 충분히 공급되어야 하는데, 육식 섭취가 혈액 흐름을 방해하는 것이다. 이는 심할 경우 심근경색과 뇌혈관병(중풍)으로까지 이어질 수 있다. 동물성 식품엔 포도당을 에너지로 분해해주는 비타민B1(티아민)과 미네랄도 부족하며, 가축이 도살될 때 남아 있던 스트레스 호르몬은 사람의 성격 변화에까지 영향을 미칠 수 있다. 육류에는 섬유질 역시 없는데 변비와 불안정한 혈당 수치는 과식과 대장암 발생으로 이어질 수 있어 이 역시 육식의 심각한 허점이 아닐 수 없다.

    그럼에도 굳이 고기를 '자주' 먹겠다면 육식 자체가 동양인에게 맞지 않다는 사실에 주목해보자. 육식은 소화 장기가 짧은 서양인들과 궁합이 맞지, 채식에 적합한 긴 소화 장기를 가진 동양인에게 육식은 애초부터 어울리지 않는 것일지도 모른다.

    육식을 끊은 지 3년 가까이에 접어든 이혜미 씨도 외국에서 있었던 에피소드를 계기로 고기를 멀리하게 됐다. 과거 영국으로 어학연수를 갔던 그는 항상 고기를 많이 내놓던 '홈스테이 맘' 덕분에 본의 아니게 서양 식생활을 하게 되었다고 한다. 그렇게 한 달이 지나고 나니 땀이 찐득거리기 시작하고 서양인과 같은 몸 냄새가 나기 시작했다는 것이다. 주위에선 "예민해서 그런 것"이라고 했지만 그때 받은 충격으로 더 이상은 육식이 불가능해졌다고 한다. 그는 앞으로도 부족한 단백질은 영양제로 보충하고 육식은 지양하는 페스코 베지테리언(육식은 하지 않지만 해산물은 먹는 사람)으로 살아갈 것이라고 한다.

생선 역시 과지방 식품으로 칼로리 비율로 따지면 평균 약 30퍼센트의 지방을 자랑한다. 여기에 생선의 핵산 분해물질인 요산은 통풍의 원인으로 작용할 수 있으며, 생선 같은 어패류에 주로 기생하는 콜레라 등 전염성 세균과 먹이사슬의 중간에 위치하는 관계로 축적된 환경호르몬, 중금속 등은 생선을 꺼려할 만한 충분한 이유가 된다. 사람들은 흔히 EPA와 DHA가 필요하기 때문에 생선을 먹는다고 말하지만 이는 어폐일 수 있다. 왜냐하면 그것들은 굳이 생선이 아니어도 현미나 채소, 과일로도 충분히 섭취할 수 있기 때문이다.

어란류도 삼가는 것이 좋다. 예컨대 청어알이나 명란에는 동맥경화를 일으키고 노화를 촉진하는 고요산혈증과 통풍을 일으키는 푸린체라는 성분이 많이 들어 있다.

몸에 좋지만 몸에 안 좋을 수도 있는 역설의 식품들인 고기와 생선, 그리고 달걀을 많이 또 자주 먹지만 않는다면 당신의 1일 1식 생활에 윤활유가 되어줄 수도 있음을 기억하자.

채소와 튀김류

채소에 들어 있는 솔라닌과 옥살산이라는 독성 물질과 튀김할 때 쓰는 기름 역시 주의가 필요하다. 1일 1식 하며 채소를 껍질째 먹을 때는 채소 싹에 주의해야 하는데, 특히 감자 싹에 함유된 독성물질인 솔라닌이 유명하다. 감자뿐만 아니라 대부분의 식물은 싹이 막 튼 상태에서 동물에게 먹히는 것을 막기 위해 싹에 독을 내장해두는 경우가 많으므로 싹은 꼭 제거하고 섭취해야 하겠다.

생채소를 먹을 때 문제가 되는 것은 옥살산이다. 옥살산은 채소의 쓴맛을 내는 성분 중 하나로, 많이 섭취하면 영양소 흡수율이 떨어져 요산결석 및 설사를 일으키기 쉽다. 옥살산을 제거하는 가장 효과적인 방법은 소금 한 스푼을 넣고 끓인 물에 재빨리 데쳐내는 것이다. 옥살산은 일상에서 자주 접하는 시금치 잎과 오이에 특히 많은데, 과거 사람들은 오이 양끝을 베어낸 뒤 잘라낸 면에 굵은 소금을 묻혀 미끈거리는 옥살산을 빼낸 다음 생으로 먹었다고 한다.
 앞서 언급한 트랜스지방 덩어리인 튀김류도 1일 1식 중에는 멀리해야 할 식품 중 하나다. 여기서 주목해야 할 것은 튀기는 기름의 종류인데, 식물성 기름 중에도 고밀도 지방과 저밀도 지방을 구분해야 한다. 사람 몸에 나쁜 지방은 저밀도 지방으로 콜레스테롤과 트랜스지방이 모두 이에 해당한다. 이것들은 혈액 흐름을 방해하고 혈액을 탁하게 만들어 고지혈증 등을 유발할 수 있어 위험하다. 그래서 전문가들은 비교적 고밀도 지방 함유량이 낮은 콩기름(식용유)이나 옥수수유보다는 들기름과 올리브유, 카놀라유, 포도씨유 등을 쓰라고 권한다. 참고로 몸에 좋은 고밀도 지방은 등푸른생선에도 많이 함유되어 있다. 그리고 또 하나 기억해야 할 것은, 모든 기름은 가열하거나 오래 되면 산화된다는 것이다. 기름이 산화되면 우리의 몸속 세포를 해치는 활성산소를 쏟아내므로 명절 때와 같이 튀김류를 어쩔 수 없이 먹어야 할 때는 가능한 한 그 자리에서 빨리 먹는 것이 좋다. 인스턴트 라면과 과자가 그래서 안 좋은 것이고, 언제 어디서 튀겨냈는지도 모르는 길거리 튀김 음식을 그래서 먹지 말라는 것이다.

11

우유, 1일 1식을
도와주는 완전식품인가

히포크라테스가 언급한 이후 수천 년이 흐른 지금까지도 많은 사람들이 '완전식품'으로 여기고 있는 우유. 통계에 따르면 국내 우유 소비량은 하루 6,000톤, 연간 220만 톤에 이른다고 한다. 한 해 수억 병을 팔아치운다는 소주만큼이나 많은 사람이 우유를 마시고 있다는 얘기다. 하지만 정말 우유가 완전식품인지는 한번 따져볼 필요가 있다. 뼈에 좋고 아이들 성장에도 좋은 우유는 정말 좋기만 한 것일까? 우유, 마셔야 할까? 말아야 할까? 몇몇 학자들은 여기에 의문을 제기하고 나섰다. 감히 히포크라테스에게 도전장을 던진 것이다.

우유를 둘러싼 논란

사실 유럽에서는 20세기 이전까지 우유를 버터나 치즈를 만드는 데 쓰고 그대로 마시지는 않았다고 한다. 하비 다이아몬드 박사가 유제품을 두고 "가장 성공적이고 잔인한 상업주의의 희생양"이라고 한 것처럼 현대인들에게 우유가 최고의 식품으로 각인된 시점은 20세기부터 등장한 유제품 기업과 낙농업자들이 정부에 로비를 벌여 학교 우유급식 제도를 도입하고, 의료계를 후원해 우유가 "영양소를 보충할 훌륭한 음료"라는 확신을 사람들에게 심어주면서부터였다는 것이 정설이다. 물론 이들이 우유의 우수성을 뒷받침하기 위해 선택한 최고의 논리는 바로 칼슘이었다.

실제로 많은 사람이 뼈를 튼튼하게 해준다는 칼슘 섭취를 위해 우유를 마신다. 칼슘뿐만이 아니다. 단백질과 지방, 당질, 비타민 등 다른 영양소들도 고루 함유하고 있기 때문에 그들은 자신들의 완전식품을 '완전' 신뢰한다. 하지만 우유를 많이 마시면 오히려 골다공증에 걸릴 수 있다는 주장은 우유 예찬론자들의 믿음에 찬물을 끼얹기에 충분하다. 보통 우유 속 칼슘은 생선의 뼈만큼 흡수율이 좋다고 알려져 있는데 이는 사실이 아니다.

《우유의 역습》의 저자 티에리 수카르에 따르면, 사람 몸의 혈중 칼슘 농도는 보통 9~10밀리그램인데 우유를 많이 마시면 이 수치가 급격히 올라간다. 이렇게 되면 우리 몸은 혈중 칼슘 농도를 정상치로 되돌리기 위해 여분의 칼슘을 소변으로 배출하는데, 결국 섭취를 위해 마신 우유의 칼슘은 오히려 체내 칼슘량을 줄이는 결과를 가져오는 것이다. 세계 4대 낙농국인 미국, 스웨덴, 덴마크, 핀란드에서 고관절 골절과 골다공증을 앓는 사람이 많은 사실, 그리고 과거 영국 식민지로 서양 식생활에 익숙한 홍콩 사람들의 골다공증 발병률이 우유 소비와 함께 증가한 사실 등은 바로 이런 이유 때문이다.

다음의 연구 결과를 보자. 청소년기 칼슘 섭취와 골량 형성 사이의 관계를 밝히기 위해 5개국, 150명 이상 의사들이 참여한 연구 결과를 보면, 칼슘 섭취와 요골에서 확인된 골량은 거의 또는 전혀 상관이 없는 것으로 드러났다고 한다. 이는 칼슘의 섭취량이 2배가 되어도 마찬가지였던 것으로 알려졌다. 우리의 상식과 어긋나는 결과다. 또 하나 흥미로운 연구 결과를 보면, 언젠가 영국에서 존 스티븐슨이라는 골다공증 전문가가 고대 교회당 복원 작업을 하던 고고학자들이 발굴한 여성들의 유골(1729~1852년 사이 묻힌 것으로 추정) 골밀도를 현대 여성의 것과 비교한 적이 있는데, 그 결과 "18~19세기에는 골다공증이 드물었다"는 것이다. 당연한 얘기지만 당시 여성들은 현대 여성들에 비해 우유 칼슘은 물론 전체 칼슘 섭취에서도 매우 빈약한 식생활을 했는데도 그렇다. 기존 상식을 비껴가는 이 과학적 실증들을 가리켜 세계보건기구는 '칼슘 패러독스'라고 명명했다.

인간을 위한 식품인가

|

"우유가 좋다고 생각하십니까? 우유는 송아지를 위한 것입니다."
최승연 씨의 반문이다. 그래서 사람도 우유를 분해하는 효소가 있는 사람과 없는 사람으로 나뉜다는 것이다. 실제로 유럽인의 15퍼센트, 아시아인, 흑인, 아메리칸 인디언의 70~90퍼센트가 우유 소화 효소인 락타아제를 만들지 못하는 유당불내증이 있는 것으로 알려져 있다. 프랭크 오스키 박사는 우리와 가까운 일본인과 대만인의 락타아제 결핍률이 똑같이 85퍼센트, 태국과 필리핀인은 무려 90퍼센트인 것에 비해 덴마크인은 2퍼센트에 불과하다고 한다. 육류와 마찬가지로 동양인에겐 우유도 애당초 맞지 않은 식품인 셈이다. 프랭크 박사는 사람 몸은 젖 먹는 시기가 지나면 더 이상 락타아제를 분비하지 않는다고 했는데, 우유를 먹고 설사를 일으키는 흔한 증상 역시 다 이런 이유 때문이다.

우유에 칼슘이 많다면 '고칼슘 우유'는 대체 왜 있는지 따져 물은 최승연 씨는 하루에 송아지가 먹을 만큼만 생산하면 되는 젖소들에게 그 이상을 바라는 인간들의 이기심도 질타했다. 하나의 생명으로서가 아닌 '우유 생산 기계'로 전락해버린 젖소 한 마리가 하루 짜내는 우유는 56리터. 이는 송아지 한 마리가 마실 수 있는 양의 8배로 30년 전과 비교하면 6배나 늘어난 것이다. 이뿐이 아니다. 좁은 공간에서 스트레스 받으며 첨가물이 든 사료를 먹는 젖소들은 더 많은 우유를 생산하기 위하여 산유촉진제를 맞거나 자신의 성장을 위하여 항생제를 맞는다.

까다롭기로 소문난 미국 FDA가 우유 제조 공정에서 84가지나 되는 화학약품 사용을 허가한 상황은 또 어떤가. 이 과정에서 우유 속에는 자연스럽게 화학약품과 다이옥신 같은 환경호르몬이 농축될 수밖에 없다. 이는 우유를 마시는 우리 몸속으로 고스란히 들어오게 된다. 인간과 다른 개체인 소의 젖을 먹는다는 것이 자연의 이치에 맞는지 모르겠다고 말한 정성민 씨가 시중에서 팔고 있는 우유의 가장 큰 문제점을 "가공된 식품이기 때문"이라고 한 이유도 바로 여기에 있다.

흔히 피부에 좋다고 알려진 유제품들이 오히려 피부 트러블을 일으킬 수도 있다. 2005년 한 연구에선 다량의 우유 소비가 여드름을 유발한다는 것을 밝혀냈고, 지난해 이탈리아에서 실시한 연구도 코가 빨간 사람들의 코를 더 빨개지도록 부추기는 것이 우유 성분이라는, 이른바 '탈지유와 여드름의 상관관계'를 증명해내기도 했다. 또한 우유를 포함한 유제품 섭취는 알레르기 체질을 만들 가능성도 높은 것으로 알려졌는데, 예를 들어 산모가 우유를 마시면 아이에게 아토피가 나타나기 쉬워지는 식이다.

실제로 우유의 단백질인 카세인은 알레르겐, 즉 알레르기를 일으키는 원인 물질로 습진 같은 피부 트러블을 일으킬 수 있다고 한다. (접착제 성분이기도 한 카세인은 모유보다 우유에, 그것도 무려 300배나 더 많이 들어 있다.) 결국, 우유는 인간이 아닌 송아지에게 '완전식품'인 셈인데 흥미로운 건 송아지도 이유기를 거치고 나면 젖을 절대 먹지 않는다는 사실이다. 젖은 어른이 아닌 아기를 위한 음식임을 기억해야 하겠다.

우유, 요거트, 치즈 등 유제품을 매우 좋아한다는 정수진 씨는 몸에 안 좋은 건 먹지도 마시지도 말자고 하는 혹자들의 말대로면 우리가 일상에서 먹는 식품들 대부분이 농약 덩어리, 화학약품 덩어리가 아니겠느냐고 한다. 항생제 먹고 자란 소, 돼지, 닭고기, 달걀도 모두 먹으면 안 되는 음식들인데 왜 유독 우유에만 집착하는 건지 그는 이해할 수 없다는 것이다.

1일 1식 초기에 일찌감치 우유에 적응했다는 포포비 씨도 공복으로 허기진 속을 달래준다는 이유로 우유를 추천했다. 단, 알레르기를 일으키는 등 우유가 몸에 맞지 않다고 생각하는 사람들에겐 자제를 당부했는데, 이 언급은 단순하지만 아주 중요한 얘기다. 왜냐하면 우유에 대한 개인의 '취향'을 말하고 있기 때문이다.

우유에 관한 논란은 여전히 뜨겁다. 우유에 든 인슐린 유사 성장인자(IGF-1)가 아이들의 성장에 도움을 주는 건 사실이지만 동시에 세포 자살을 막아 암세포 생존에도 도움을 준다는 사실은 분명 부담스러운 진실이다.

아무리 우유의 단백질과 지방이 식도와 위벽의 점막을 보호해 식도암과 위암 발병률을 낮춰준다고 해도, 매일 한 잔의 우유를 마시면 우유 속 젖당인 락토오스가 여성의 자궁암 발병률을 13퍼센트 높인다는 〈국제 암 저널〉 발표 논문 내용이 거짓이 되는 건 아니다. 1일 1식을 하면서 우유를 마시느냐, 마시지 않느냐는 결국 개인 취향의 문제인 것이다.

12
1일 1식으로
밀가루 음식 괜찮은가

"밀가루 음식을 좋아하는 편인데요. 소화가 잘 안 되는 단점이 있어 그렇지, 굳이 제한할 이유는 없지 않을까 싶습니다. 물론 유기농, 우리밀 같은 좋은 원료를 사용했을 경우의 이야기입니다." (40대 Y 씨)

"하루에 한 끼를 먹는데 밀가루 음식으로 위를 채운다는 건 바람직하진 않은 일입니다. 특히 흰 밀가루로 만든 라면이나 빵으로 한 끼를 먹는 일은 없어야 한다고 봅니다. 저도 불가피하게 샌드위치를 먹은 적이 있었지만 속도 안 좋고 해서 그 후로 다시는

밀가루 음식으로 1식을 하지 않았습니다." (양승호 씨)

사람들이 자주 먹는 음식 원료는 언제나 논란의 대상이다. 빵, 피자, 쿠키, 떡, 각종 면류와 전류, 튀김옷의 재료가 되는 밀가루도 그중 하나다. 비만의 주범이자 비듬의 원인이 밀가루라고 한쪽에서 주장하면, 그것은 사람의 체질에 따라 다르다며 다른 한쪽에서 응수한다. 또 한쪽에서 200여 가지가 넘는 글루텐 질환을 우려하면, 반대쪽에선 글루텐 항체가 있는 사람에게만 문제가 된다고 반박한다. 하지만 학계의 서로 다른 주장에는 아랑곳 않고 사람들은 여전히 밀가루 음식을 즐겨 먹는다. 살아가는 데 있어 먹는 즐거움은 그 무엇보다 소중하므로 그까짓 소화불량, 글루텐 알레르기 따위 감수하겠다는 것이다. 하지만 하루 한 끼에 자신의 건강을 담보해야 하는 1일 1식 실천자들에게 밀가루 음식은 조금 다른 차원의 문제가 된다. 잔치국수 한 그릇, 라면 한 냄비, 식빵 몇 조각으로 한 끼를 먹어도 과연 건강에 무리가 없을까.

밀가루는 비만의 주범?

|

3대 영양소 중 하나인 탄수화물 섭취량이 지나치게 높다는 사실

은 한국인의 비만에 결정적인 원인인 것으로 알려져 있다. 밀가루는 탄수화물을 90퍼센트 이상 함유한(혹자는 70퍼센트대라 주장하기도 한다.) 고탄수화물 식품으로 지방 분해를 억제하고, 30분 안에 80퍼센트 이상이 체내에 흡수되어 허기를 빨리 느끼게 하는 등 그 때문에 비만의 주범이 되었다. 켄신짱 씨의 표현에 따르면 밀가루는 '1일 1식을 포기하게 만드는 주범'이기도 한데 그 달콤하고 아름다운 맛은 한 번 먹기 시작하면 주체할 수 없는 '폭풍 흡입'을 부른다는 것이다. 즉, 의지와 별개로 과식과 폭식을 하게 되어 살이 찌고 건강을 해친다는 얘기겠다.

하지만 이에 대해 한국제분공업협회는 비만을 부른다는 탄수화물은 다이어트 식품으로 알려진 고구마와 감자 등에도 풍부하게 들어 있다고 반박한다. 열량도 100그램당 330칼로리로, 360칼로리인 쌀과 348칼로리인 옥수수보다 낮다는 것이다. 지방 축적의 배경인 당지수(GI, 음식에 포함된 탄수화물이 혈당치를 올리는 정도)도 알려진 것과 달리 비교적 '평균'에 해당하는 55 정도로 우려할 수치가 아니라는 게 협회 측의 주장이다. 한마디로 밀가루 음식에는 혈당을 급증시켜 빨리 허기지게 하고 과식하게 하는 '나쁜 탄수화물'만이 아닌, 느린 혈당 상승치로 운동의 에너지원이 되고 근육 소실을 막아주는 '착한 탄수화물'도 들어 있다는 얘기다. 따라서 지방 산화를 돕고 중추신경계의 연료가 되는 등 탄수화물의 장점들을 제대로 누리려면 가능한 한 통밀빵 같은 저당지수 식품을 찾고, 소화 흡수를 돕는 섬유질 음식을 곁들여주면 크게 문제될 것이 없다는 게 밀가루 옹호론자들의 입장이다.

글루텐과 밀가루 중독

비만을 초래하는 폭식과 과식의 원인을 사람들은 흔히 '밀가루 중독'에서 찾는다. 그리고 거기엔 글루텐이라는, 이젠 일반인들 사이에서도 꽤 유명인사가 된 물질 하나가 늘 자리하고 있다. 글루텐은 밀의 주요 단백질로, 밀가루 반죽을 쫄깃하게 하고 가스를 통한 특유의 탄력성으로 밀가루 반죽을 부풀어 오르게 해 빵을 빵답게 만드는 역할을 한다. 하지만 이처럼 중요한 역할을 하는 글루텐이지만 밀가루 음식의 문제점을 말할 때 빠지지 않고 등장하는 것이 바로 '글루텐불내증'이라는 것이다. 글루텐불내증에 걸리면 피부와 신경계, 면역계, 관절, 체력, 치아는 물론 사람의 행동과 기분에까지 좋지 않은 영향을 주는데 구체적인 증상으론 설사와 변비, 복통 같은 소화기능 장애가 주로 있다.

하지만 세계 최고 글루텐 질환의 권위자인 스티브 왕겐 박사는 글루텐도 밀과 비슷한 곡물에 들어 있는 수많은 단백질 중 하나일

뿐이라며, 밀에 보이는 반응을 모두 글루텐 때문이라 할 수는 없다고 말했다. 사람에 따라선 글루텐과 무관하게 밀 자체에 알레르기 반응을 보일 수도 있다는 것이다. 한국제분협회 역시 글루텐에 알레르기 반응을 보이는 사람들은 글루텐에 대한 항체가 있기 때문이라며, 그런 사람들은 밀가루 음식뿐만 아니라 글루텐이 들어간 모든 식품을 조심해야 한다고 주장했다. 밀가루 음식에 의한 위장 장애 역시 체질에 따라 다르고, 실제 그와 관련한 연구 결과도 아직 없는 만큼 섣부른 판단은 지양해야 한다는 뜻이다.

앞서 말했듯 글루텐은 '밀가루 중독' 또는 '탄수화물 중독'이라는 중독 증상의 원인으로도 오해 아닌 오해를 받고 있다.

언젠가 1일 1식 카페 회원인 제인오스틴 씨는 '죽고 싶을 정도로' 자신을 괴롭힌 밀가루 중독 증상을 심각한 어조로 호소했었다. 그에 따르면 밀가루 폭식으로 스트레스가 심해져 자율신경계 균형이 무너진데다 위장도 망가져 소화도 잘 안 되었다고 한다. 한 번은 현기증을 느껴 목욕탕에서 두 차례나 쓰러진 적도 있는 그였다. 하지만 위장은 한 번 상하면 잘 낫지 않는다는 걸 알면서도 그는 밀가루 음식, 특히 빵에 계속 집착했다. 먹고 나면 체하고 위가 굳어 소화도 못 시켜 다음 날은 아예 굶어야 하는 상황이었음에도 그는 밥을 먹은 뒤 또다시 근처 빵집으로 달려가곤 한 것이다.

제인오스틴 씨의 경우 적용되는 증상이 바로 '글루텐 중독'인데 여기엔 밀가루 소화 과정에서 생기는 엑소핀이라는 물질이 관여한다. 즉, 마약의 일종인 모르핀과 유사한 성분을 가진 엑소핀이 뇌에 작용해 밀가루를 계속 먹고 싶게 만드는 것이다. 그러나 한국제분협회는 하루 세끼를 밀가루만, 그것도 많이 섭취한들 실제 체내에서 흡수되는 엑소핀 양은 극소량임을 강조한다.

실제 엑소핀은 췌장 같은 소화 효소가 분해시켜 전체 양의 약 10퍼센트만이 혈액 속으로 들어가므로 마약과 유사한 중독 증상을 유발하기엔 너무 적은 양이라는 얘기다. 글루텐에는 또한 중독 증상을 초래하는 아편과 비슷한 오피오이드라는 물질이 들어 있는데 그것은 유제품과 쌀, 쇠고기, 시금치 등에도 녹아 있다. 그 연장선에서 일부 의학 논문들은 글루텐 섭취가 정신분열증과 관련이 있다는 가설을 제시하기도 했지만 오피오이드가 글루텐불내증과도 직접적인 연관이 있다는 연구 결과는 아직 없는 상태여서 이 부분은 속단하기 이르다.

표백과 방부제를 둘러싼 논란

|

밀가루는 본래 누런색을 띤다. 그래서 흰 밀가루는 언제나 인위적 표백의 의혹에서 자유로울 수 없었다. 실제 1970~80년대 국내

업체들은 제분 기술의 한계로 자연표백과 자연숙성을 할 수 없었기에 숙성과 표백을 단숨에 해결해준 과산화벤조일이라는 표백제를 쓴 바 있다. 하지만 밀가루를 누렇게 만드는 황색 색소는 공기와 접촉하면 산화가 이루어져 저절로 탈색되는 성질을 갖는다. 즉, 1992년 국내 기업들이 표백제 사용을 자율적으로 금지한 이후 생산된 밀가루들은 밀 스스로 흰색을 띠게 된 것이다.

방부제와 관련해서도 오해의 여지는 있어 보인다. 2005년 한국제분협회에서 소비자들을 상대로 실시한 '국산밀과 비교한 인식조사'에 따르면, 응답자 중 절반 이상이 방부제가 적고 농약을 적게 사용해서 국산밀 가공 밀가루의 품질이 더 좋을 것이라고 답했다. 하지만 제분업계에 따르면, 국내 밀 생산량이 1만 톤 수준이어서 미국과 호주, 캐나다로부터 연간 약 230만 톤가량 수입하는 원료 밀에는 방부제를 전혀 쓰지 않는다고 한다. 가령 밀은 '식품 속의 수분 정도'를 뜻하는 수분 활성도가 미생물이 발육할 수 있는 수분 활성 한계보다 낮아 미생물로부터 비교적 안전한 식품이다. 게다가 밀 자체의 수분 함량도 8~12퍼센트 수준으로 수입 밀의 운송, 가공, 유통 과정에서 굳이 방부제를 사용할 필요가 없다는 것이 업계 측의 설명이다. 그동안 밀이 아닌 밀가루 자체를 수입해온다고 생각했던 사람들도 적지 않았을 텐데 이번 기회에 확실히 알아두면 밀가루에 대한 근본적인 오해는 막을 수 있을 것 같다.

밀가루 음식은 튀김 같은 조리법을 피하고 적당량만 섭취하면 오히려 몸에 도움이 될 수 있는 탄수화물 식품이다. 너무 색안경을 끼고 대할 필요도, 그렇다고 '밥 대신' 먹어서도 안 되겠다. 생전에 "얻어들은 지식이나 정보는 언젠가 흩어져 날아가버릴 먼지 같은 것"이라 했던 법정 스님의 말처럼 잘못된 정보, 몰랐던 정보들을 편견 없이 취하고 다듬어 1일 1식 생활에 잘 응용하는 지혜가 필요한 시점이다.

13

1일 1식과 함께
먹으면 좋은 과일

과일은 채소와 더불어 인류 역사상 가장 긴 시간 동안 먹을거리로 자리매김해 왔고, 지난 수백만 년간 인간의 몸은 항산화작용과 세포 손상 억제 효과가 있는 과일 속 피토케미컬이라는 화학물질에 기대어 살아왔다. 과일을 먹어야 하는 이유는 그 종류만큼이나 많다. 예컨대 과일은 야채와 더불어 사람의 생체를 이상적으로 가꾸어주고 면역력도 강화시켜준다. 감기는 물론 암, 심장병, 뇌졸중, 관절염 예방에도 도움을 주며, 변비의 적인 섬유질과 비타민, 미네랄 같은 영양소도 풍부해 마른 사람은 살찌게 하고 비만인 사람은 살이 빠지도록 하는 것 역시 과일이다.

과일의 영양분은 몸속에 쌓이지 않고 곧바로 에너지원으로 쓰여 부담이 덜하다. 1일 1식 카페의 칼럼니스트인 큰걸음 씨는 그래서 1일 1식을 할 때 과일과 야채를 먹지 않으면 비타민과 미네랄 부족 현상과 영양실조로 이어질 가능성이 매우 높다고 우려했다. 먹는 횟수가 적기 때문에 자칫 몸에 꼭 필요한 영양소를 소홀히 여길 수 있는 식습관이 1일 1식인 만큼 과일은 항상 곁에 두어야 하는 음식인 것이다.

제철 과일의 힘

혹자는 "과일은 속성 재배보다는 제철에 잘 익은 것이 보약이요, 천식(天食)"이라고 했다. 인터뷰 응답자들도 여기에 대해선 이의가 없었다. 하현의달 씨는 비닐하우스에서 비싼 연료를 써대며 키우고 자연의 법칙을 거스른 과일들보다는 때에 맞는 바람과 햇살 아래서 땅의 기운을 머금고 자란 제철 과일이 1일 1식에는 제격이라고 했다. 그는 과일 외에도 봄에는 돌나물과 냉이, 달래, 씀바귀 등을 주로 먹었고 지난겨울에는 연근과 우엉을 조려 먹었다고 한다. 이처럼 제철 음식을 챙겨 먹으려 하는 자세야말로 1일 1식을 하는 사람들의 한결같은 마음이 아닐까?

· 봄 과일

　봄(정확히는 5월 중순부터 초여름 사이)을 대표하는 과일은 단연 딸기다. 딸기는 달아 자칫 칼로리가 높을 것이라 생각하는 사람들이 많은데 실제 칼로리는 100그램당 27칼로리, 즉 개당 5~6칼로리로 낮은 편이다. 딸기는 춘곤증을 달래주는 비타민C가 귤보다 1.5배, 사과보다는 10배 이상 많아 '비타민C의 여왕'이라고까지 불리는데 하루 6~8알이면 비타민C 하루 섭취량을 채울 수 있다고 한다. 미용에 좋은 과일산과 비타민E, 젖산이 풍부한 딸기는 블루베리 다음으로 활성산소 흡수력이 강해 암세포를 억제한다. 딸기 속에 든 펙틴 성분은 변비 해소에도 탁월한 것으로 알려져 있다.

　중국이 원산지인 키위는 우리에겐 양다래, 참다래라는 이름으로도 익숙한 봄철 과일이다. 키위는 다른 과일에 비해 영양소 밀도가 높은 과일로 비타민C와 칼슘 함유량은 각각 사과의 9배, 10배씩 더 많다. 글루탐산, 엽산, 인, 칼륨이 풍부해 아이들 성장에 좋고 활성산소를 억제하는 퀘르세틴 성분은 키위에게 항암 효과를 선물했다. 여기에 단백질 분해효소인 액티니딘 성분은 1식이 더 순조롭도록 소화 흡수를 도우며, 풍부한 피토케미컬과 펙틴은 혈중 콜레스테롤 수치를 낮춰준다. 키위는 임산부에게도 좋은데 엽산과 비타민이 많아 임산부의 빈혈을 완화시켜준다. 그뿐만 아니라 태아의 신경관 및 조직 손상도를 막아주고 기형아 예방에도 도움이 되는 것으로 알려졌다. 물론 사람들이 즐겨 먹는 20여 종 과일들 중 최고의 비타민, 미네랄 함유량을 자랑해 피부 탄력에도 결정적인 도움을 주는 과일 역시 키위다.

마지막으로 앵두. 포도당과 과당이 주성분인 이 섹시한 과일엔 매실처럼 유기산이 고루 녹아 있어 몸의 신진대사를 활성화시켜 피로를 풀어준다. 앵두에는 비타민A와 비타민C도 풍부한데, 특히 피부의 멜라닌 색소 침착을 막아주는 효과가 있어 피부 팩으로써도 제격이라고 한다. 1일 1식의 목적에서 결코 빼놓을 수 없는 다이어트는 앵두 속 펙틴 성분이 대장운동을 원활하게 해주며, 앵두씨는 살구씨와 같이 기침과 변비 약재로도 쓰인다.

· 여름 과일

여름 과일 하면 당연히 수박이 가장 먼저 떠오를 것이다. 갈증을 없애주고 열을 내려주는 수박은 90퍼센트 이상이 수분으로 이뤄져 있지만 사이사이 비타민A, B, C와 칼슘, 칼륨도 든 건강 과일이다. 과당과 포도당의 단맛은 피로 회복을 돕고 베타카로틴과 라이코펜 성분은 암과 노화 예방을 돕는다. 많이 먹으면 화장실을 자주 들락거리게 하는 시트룰린 성분은 몸속 노폐물을 배출하는 데 효과적이다. 이 시트룰린은 특히 수박씨에 많아 차로 마셔도 좋다는 말이 있다.

토마토는 흔히 봄을 대표하는 과일(이자 야채)로 알고 있는데 본래 재배 시기는 한여름인 7~8월이라고 한다. 토마토의 칼로리는 100그램당 14칼로리로 '1일 1식 다이어트'에도 알맞은 동시에 베타카로틴보다 2배 강한 피토케미컬 라이코펜 성분은 강력한 항암 효과를 발휘한다. 또한 아침 공복에 토마토를 꾸준히 먹어주면 고혈압을 예방할 수 있으며, 수분 함량 90퍼센트를 자랑해 방광 기능을 촉진시킨다. 또한 당뇨에도 좋은 과일로 알려져 있다. 여기에 풍부한 글루타민산은 만성피로에서 벗어나게 해주고 비타민B는 피부와 모발의 탄력을, 비타민E는 노화 방지를 책임진다. 이 외에도 원활한 소화흡수, 골다공증 예방, 불면증 개선, 변비 및 치매 예방 등 토마토는 그 자체로 영양의 보고이다. 참고로 토마토는 익힐수록 항산화물질인 리코빈의 효과가 더욱 커진다고 한다.

매실은 "마음을 안정시키고 입이 마른 것을 촉촉하게 하고 가슴이 답답한 것을 없애준다"는 한의학 의서 내용처럼 건강보조 식품 및 약재로도 널리 쓰이고 있다. 체질 개선과 피로 회복 효과가 있는 알칼리성 구연산을 19퍼센트 가량 함유하고 있는 매실은 즙으로 섭취하면 위액 분비가 촉진되어 소화불량과 위장 장애에 도움을 줄뿐더러 본래부터가 저열량, 저지방 식품이라 다이어트에도 요긴하다. 해독작용과 간기능 향상 기능으로도 유명한 매실의 효능 중 전자는 피크린산 성분이, 후자는 피부루산 성분이 맡고 있다. 단,

설익은 매실은 독소를 내뿜어 먹는 이에게 배탈 또는 중독 증상을 일으킬 수 있으니 주의해야 한다.

비타민A와 C, 그리고 펙틴질이 풍부한 복숭아는 피부 미용에 좋은 과일이다. 복숭아는 흡연자에게도 좋은데 속에 든 다양한 유기산이 흡연 욕구를 떨어뜨리고 니코틴을 없애주기 때문이다. 또한 아미그달린이라는 물질은 신경 안정과 기침을 멎게 해주고 풍부한 식이섬유는 변비 해소와 대장암 예방을 돕는다. 식욕이 없을 때나 피로할 때는 복숭아의 아스파라긴산과 글루타민이 도움을 준다. 하지만 왕성한 식욕은 자칫 1일 1식의 걸림돌이 될 수도 있으니 잦은 섭취는 지양하는 것이 좋겠다.

참외는 수박만큼 수분이 많아 몸속 노폐물 배출에 도움을 준다. 임신부에게 좋은 엽산이 많은 참외는 식중독이 자주 발생하는 여름철 건강 관리에도 효과적이며, 당분 흡수가 빨라 탈수증상을 예방하고 치료하는 데 좋다. 비타민C가 많아 피로회복에도 도움이 되지만 위장이 약한 사람일 경우엔 하루 1~2개 정도만 섭취하는 것이 좋다고 전문가들은 조언한다.

여름 하면 또 빼놓을 수 없는 과일인 자두에는 칼슘과 철분이 많아 골다공증과 빈혈 치료에 좋다. 여느 과일들처럼 높은 식이섬유 함량은 변비를 없애는 데 일조하고, 폴리페놀이라는 항산화물질이 풍부해 활성산소는 줄이고 노화는 더디게 만든다. 자두는 말

릴수록 비타민A와 B, E가 많아진다고 하는데, 말린 자두에는 심장 질환 예방을 돕는 안토시아닌과 당근보다 많은 베타카로틴이 풍부하게 들어 있다고 한다.

· 가을 과일

1일 1식과 떼려야 뗄 수 없는 과일이 바로 사과다. 특히 사과는 변비에 좋다고 알려졌는데 바로 식물성 섬유인 펙틴 덕분이다. 펙틴은 혈중 콜레스테롤과 혈당을 낮춰줌과 동시에 중성지방을 비롯해 몸속 온갖 잡다한 물질들을 빨아들인 뒤 변에 실어 몸 밖으로 빼내주는 역할을 한다. 사과를 꾸준히 먹으면 암 예방 효과도 볼 수 있다는 말은 동맥에 찌꺼기가 쌓이는 것을 막아주는 플라보노이드 성분 덕분에 나온 것이다. 안토시아닌 같은 항산화 성분 등 사과의 좋은 성분은 대부분 껍질에 몰려 있으므로 사과를 먹을 땐 가능한 한 깨끗이 씻어 잔류 농약을 없앤 뒤 껍질째 먹는 것이 좋다.

흔히 "아침사과는 금사과"라고 하는데 그 이유는 몸의 신진대사가 활발해지는 오전에 사과를 먹으면 포도당이 공급돼 머리가 잘 돌기 때문이라고 전문가들은 말한다. 또 사과는 지방을 분해하면서 인체에 포만감을 줘 다이어트에도 효과가 좋은데 이는 사과를 씹는 동안 뇌가 "음식을 씹고 있다"고 인지하기 때문이라고 한다. 여러모로 유용한 과일이다. "하루에 사과 한 개씩 먹으면 의사가 필요

없다"는 영국 속담이 틀린 말이 아닌 듯하다.

사과와 더불어 가을을 대표하는 과일인 배는 사과보다 3배 많은 칼륨으로 몸속 잔류 나트륨을 없애 혈압을 조절해주고 식이섬유 펙틴으로는 혈중 콜레스테롤 수치를 낮춰준다. 배는 또 약재로도 쓰이는데 루테올린이라는 성분을 다량 함유하고 있어 기관지염 질환에 탁월한 효과가 있고, 감기나 천식으로 고생하는 사람에게도 특유의 찬 성질과 이뇨작용으로 도움을 준다. 그 외에도 식이섬유를 통한 항암효과, 까끌까끌한 석세포를 통한 양치 효과, 아스파라긴산을 통한 숙취 해소 효과, 그리고 연육효소로 고기를 부드럽게 해주는 효과 등을 보면, 배가 왜 '영양의 보고'라 일컫는 사과의 라이벌이라 하는지 알 수 있다.

"감이 익으면 의사 얼굴이 파랗게 질린다"는 말이 있는데 이는 귤의 2배, 사과의 16배에 달하는 비타민C가 감속에 들어 있기 때문이다. 1일 1식과 관련해 감의 가장 큰 장점은 역시 몸속 지방을 분해해주는 역할일 것이다. 그래서 감식초는 다이어트에도 효과적인 것으로 알려져 있다. 감의 떫은맛을 내는 타닌 성분은 장 점막을 수축시켜 설사를 멎게 하며, 모세혈관을 튼튼하게 만들어 동맥경화 및 고혈압 예방을 돕는다. 맛은 달지만 차가운 성질을 지닌 연시는 심장과 폐에 좋고 갈증을 멎게 하며, 열독과 술독도 풀어준다고 한다. 또 말린 곶감에 다량 함유된 칼륨은 뇌에 산소를 공급해 사고 능력 향상에 도움을 주고 음식 소화는 물론 기미 제거도 한몫 거들어준다.

몸속에 세포 에너지를 공급해주고 피로회복을 돕는 포도당, 과당을 가진 포도는 화이트케미컬이라는 성분이 다량 들어 있는데 이는 암세포 증식과 성장을 막는다. 또한 심장병과 뇌졸중 예방은 물론 각종 알레르기 증상도 완화시켜주는 역할을 한다. 화이트케미컬은 특히 포도 씨에 많은데 그 양은 과육의 100배가 넘는다. 포도 속 펙틴과 타닌은 장운동을 원활케 해 변비를 해소시켜주고 포도 씨에 풍부한 폴리페놀과 눈 피로 해소에 좋은 안토시아닌은 혈전이 생기는 것을 막아 심장질환에 효과적인 것으로 알려져 있다. 포도는 영양소 섭취 차원에서 사과나 배처럼 깨끗이 씻어 껍질째 먹는 것이 좋다.

그 다음 대표적인 가을 식품으로 밤을 들 수 있다. 밤에는 탄수화물, 지방, 단백질, 무기질, 비타민이라는 5대 영양소뿐만 아니라 칼슘과 철, 칼륨도 풍부하게 들어 있어 환자의 회복식이나 아이들 이유식 재료로 흔히 쓰인다. 또 밤은 근력과 정력, 그리고 하체를 강화하는 데 효과가 있으며 다른 견과들에 비해 당분과 녹말을 분해하는 비타민 A, B1, B2, C가 많아 피로와 숙취 해소, 감기예방 등에도 좋다. 우리가 '군밤'에 익숙한 것은 전분이 많아 굽거나 삶았을 때 소화가 더 잘되는 밤의 특성 때문이다. 밤은 상온에 두면 벌레가 생기거나 과육이 딱딱해지므로 밀봉 상태로 냉장 보관하는 것이 좋다.

"대추를 보고도 먹지 않으면 늙는다"는 속담은 미용과 노화방지에 좋은 비타민C가 사과와 복숭아의 약 100배, 귤보다는 10배 가까이 많이 든 대추의 영양학적 특성 때문이다. 더불어 대추엔 암 예방을 돕는다는 베타카로틴과 면역력을 강화해 소화기 질환을 이겨낼 수 있게 하는 사이클릭 앰프라는 성분도 있어 든든하다. 예부터 대추의 단맛은 몸 안의 진정작용을 도와 불안과 우울, 스트레스와 불면증 해소에 좋다 했고, 태생부터 따뜻한 대추의 기운은 굳은 근육을 풀어주고 차가운 손발을 녹여준다고 했다. 1일 1식을 하면서 손발이 차가워지는 사람들에게 대추는 하나의 방편이 될 수 있을 것이다.

자양강장제로 널리 알려진 잣은 비타민B군과 철분이 풍부해 빈혈에도 좋은 식품이다. 잣의 지방은 불포화지방산으로 혈압을 내리는 작용을 하는데, 특히 피부와 관련된 폐기능 개선 효과는 거친 피부와 잔주름 등을 종합적으로 개선해 피부에 윤기를 주는 것으로 알려져 있다. 또한 잣기름에는 혈관을 깨끗하게 해준다는 리놀렌산이 함유되어 있어 중성지방을 녹여주는데, 공복에 잣 10알 정도를 먹으면 뱃살 빼는 데도 도움을 준다고 한다. 속이 허한 기분이 들 땐 잣 몇 알로 위장을 달래주는 것도 나쁘지 않을 것 같다.

가을의 꽃 석류에는 1킬로그램당 17밀리그램의 식물성 에스트로겐이 들어 있는데, 에스트로겐은 콜라겐 합성을 촉진해 20~30대의 피부 미용에 좋고, 여성호르몬이 줄어드는 40~50대에게는 폐경기 증상 및 심혈관 질환, 골다공증 등을 예방할 수 있도록 해준다. 또한 전문가들에 따르면, 석류에 든 안토시아닌 등 항산화 성분은 염증을 없애거나 암 예방에 도움을 준다. 석류 껍질에는 타닌과 펙틴질 성분이 풍부한데 이것들은 에너지 대사를 도와 피로를 빨리 풀어주고 동맥경화를 예방해주며, 두피의 혈액순환을 개선해 탈모 예방에도 도움을 준다고 한다.

· 겨울 과일

겨울철뿐만 아니라 국내 과일들 중 판매율 1위는 언제나 귤이었다. 귤에는 비타민A와 C, 그리고 헤스페리딘이라 불리는 비타민P가 고루 들어 있다. 비타민A의 전 단계 물질인 카로틴은 레티놀로 전환되어 아이들의 눈 건강에 긍정적인 영향을 주고, 카로틴 자체는 유해한 산소화합물을 없애며 암, 동맥경화 등을 예방해준다. 귤의 신맛을 내는 구연산은 몸속 에너지 대사를 활발하게 해 다이어트에 도움을 주는 동시에 혈중 콜레스테롤을 낮춰 혈압 안정에도 기여한다. 귤 하면 떠오르는 비타민C는 겨울철 체온이 내려가는 것을 막아주고, 피부와 점막을 튼튼하게 해 감기 예방에도 좋다. 물론 비타민C는 멜라닌 색소 작용을 억제해 피부를 하얗고 윤기 있게 만들어줘 여성들에게 특히 인기 있는 과일이기도 하다. 귤에만 있다고 알려진 비타민P는 모세혈관을 강화시키고 혈관 파괴를 막아줘 동맥경화나 고혈압, 뇌출혈이나 폐출혈을 예방하는 데 효과가 있다. 지방 흡수를 막고 노화를 더디게 하는 것도 바로 비타민P의 일이다. 보통 버리고 말지만 귤은 껍질도 먹는 게 좋다. 진피라는 한방약으로 쓰이는 귤껍질에는 식이섬유인 펙틴이 많아 변비를 예방해주고 혈중 콜레스테롤도 낮춰준다. 또한 간의 담즙 배설을 원활케 하는 동시에 콜레스테롤 합성까지 억제해 동맥경화를 예방해주는 데 도움을 주는 것도 바로 귤껍질이다.

한국인들이 귤만큼 자주 찾는 바나나에도 식이섬유가 풍부해 숙변 제거와 변비 해소에 도움을 준다. 여느 과일처럼 비타민A와 C, E가 풍부한 바나나는 피부 미백과 보습, 탄력에도 일조하며 항산화작용을 통한 노화방지에도 적지 않은 도움을 준다. 바나나에는 또한 백혈구를 활성화시키는 비타민B6가 많이 들어 있는데 이는 면역력을 강화시켜주는 데 쓰인다. 바나나는 잠을 잘 이루지 못하는 사람에게는 수면을 유도하는 세라토닌을 분비시켜주고, 매사에 의욕이 없고 소극적인 사람에겐 부포테닌 성분으로 자신감을 회복시켜준다. 또한 활성산소를 제거해 뇌 기능을 향상시키는 '머리에 좋은 과일'이기도 하다. 수험생과 직장인 모두 자주 챙겨 먹으면 좋은 음식이다.

열대과일

김재중 씨는 "우리가 흔히 착각하는 것 중 하나가 과일에 대한 편견이 아닐까"라며 많은 사람이 다이어트에 고기는 안 되고 과일은 많이 먹어야 한다고 생각하는 것에 반대했다. 그의 말은 당분이 많은 과일은 절대 1식에 도움이 안 된다는 것이다. 왜냐하면 탄수화물과 당분은 체내에서 가장 먼저 몸의 에너지원으로 쓰이기 때문에 최소한의 양만 섭취해야 몸에 누적된 지방을 에너지원 대신으로 쓸 수 있기 때문이다. 최승연 씨는 "1식 할 때 좋은 과일은 사과, 귤, 배"이며, 당도가 높고 산성을 띤 열대과일은 되도록이면 피하는 것이 좋다고 조언했다. 물론 과일은 다량의 섬유질로 장의 연동운동을 도와 노폐물을 몸 밖으로 내보내는 등 긍정적인 역할을 많이 하지만 열대과일은 많이 먹을 경우, 우리 몸속을 산성에 가깝게 만들 수 있고 살이 찌는 원인을 제공하므로 적당히 섭취해야 한다는 것이다. 또한 잦은 과일 섭취의 대표적 명분인 비타민도 야채를 통해 충분히 섭취할 수 있다는 게 최 씨의 주장이다.

맞는 말이다. 실제 바나나를 비롯한 열대과일들은 당도가 높다.

가령 바나나 반 개 분량에 해당하는 70그램을 기준으로 했을 때 바나나는 66칼로리, 망고 50칼로리, 오렌지는 45칼로리에 달한다. 반면, 방울토마토는 16칼로리, 수박은 13칼로리(물론 '설탕 수박'이라 해서 당도가 높은 것은 망고와 비슷한 수준의 것도 있다.) 정도로 낮은 편이다. 그래서 출출할 때 과일을 먹더라도 열대과일보다는 당지수가 낮은 과일들을 먹어야 1일 1식에 방해받지 않을 수 있다.

유니맘 씨의 경우엔 아이들에게 건과일을 사 먹였는데 너무 달아 문제였다고 한다. 포도는 '건포도'까진 아니었지만 당도가 매우 높았고, 건자두와 무화과 역시 공복 때 먹으면 달고 맛있어서 자신도 모르는 사이 많이 먹게 된다는 것이다. 2주 만에 다 먹고 나서는 결국 다시 생과일을 사 먹는 방향을 택했다고 한다.

칼로리가 높은 과일들을 대략 훑어봐도 포도가 으뜸이라는 것을 확인할 수 있다. 포도는 작은 송이 한 개에 140칼로리, 거봉의 경우엔 이것의 3배나 되는 칼로리 수치를 보인다. 멜론 역시 작은 것 한 개가 300칼로리에 육박하는데, 특히 밤에 먹는 것은 1일 1식 생활에 치명타를 안길 수도 있으니 주의가 필요하다.

바나나는 칼로리가 아닌 혈당지수(GI)가 높아 다이어트를 하려는 사람들은 적당히 먹어야 한다. 이외에도 참외 반쪽은 35칼로리, 귤 반쪽은 62칼로리로 GI이 높은 과일이다. 너무 자주 먹지 않는 것이 좋겠다.

껍질째 먹는다는 것

|

"사과의 껍질을 벗겨놓으면 노랗게 되는데 이는 산화되는 것입니다. 껍질 덕분에 산화하지 않는다는 것은, 즉 항산화작용, 젊어지는 작용을 하는 것입니다. 그리고 껍질 덕분에 균이나 곰팡이가 안으로 들어가지 못합니다. 이는 항균작용입니다. 그리고 껍질에 조금 상처가 나도 바로 원상태로 돌아옵니다. 이는 상처치유작용입니다. 그러므로 모든 채소와 과일을 껍질째 먹으면 우엉차와 같은 효과가 있습니다." (나구모 요시노리 박사)

이는 쉽고 당연해 보여도 나구모 박사의 말처럼 할 수 없는 사람도 있다. 사과나 귤껍질에 묻어 있는 농약 성분을 조금이라도 섭취하면 알레르기를 일으키는 체질인 40대 여성 Y 씨는 그렇기 때문에 평소 유기농이나 무농약 과일만을 주문해 먹는다. 그래도 역시 껍질까지 먹는 건 매우 꺼려진다는 그는 모 TV프로그램에서 한 개그맨이 벌레에 물려 알레르기를 일으켜 목이 막히는 증세를 보인 걸 예로 들며, 자신 역시 농약이 묻은 과일을 먹으면 그 개그맨과 같이 목이 붓고 막힌다고 한다. 그렇기 때문에 아무리 유기농 과일이어도 껍질까지 먹는 '모험'을 하진 않는다고 했다. 물론 과일 껍질에 과육보다 영양분이 훨씬 풍부하다는 사실은 이제 상식에 가까운 얘기다. 위 사례는 대부분의 사람들은 해당하지 않는 극히 드문 것일 수도 있지만 Y 씨처럼 농약에 민감한 체질인 사람은 다른 1일 1식 실천자들 중에도 분명 있을 것이다. 그런 경우엔 반드시 의사와 상담 등을 통해 껍질까지 먹느냐 마느냐를 결정해야 할 것이다.

과일에 관한 몇 가지 상식

· 과일은 되도록 익혀 먹지 않도록 한다

과일은 익었을 때 이미 그 안에 있는 먹거리 효소로 인해 탄수화물을 당으로 바꾸는 소화가 이뤄져 있어 몸속에 있는 효소와 에너지를 따로 '소화용'으로 낭비하지 않는다. 하지만 이 효소는 46도 이상 열을 가열하면 죽기 때문에 과일은 되도록 익혀 먹지 않도록 한다. 비타민 같은 영양분도 60도 이상에서 파괴되므로 조심해야 한다. 하지만 초저온에서 건조시킨 동결건조과일은 영양분을 거의 그대로 보존하고 있어 괜찮다.

· 식사 전에 먹는다

과일은 공복에서 15분 정도면 완전히 소화, 흡수된다. 하지만 탄수화물이나 단백질 등 다른 음식을 먹은 뒤 과일을 섭취하면 위에서 장으로 가야 할 과일들의 흡수 속도가 늦춰져 뱃속에서 상해 다른 질병의 원인이 될 수 있다. 흔히 사람들은 과일을 '후식'으로 많이 먹는데 이는 잘못된 상식이다. 오히려 과일은 식사 전 먹는 것이 과식을 막는 데 도움을 준다.

· 과일은 가능한 한 아침, 오전에 먹는 것이 좋다

과일은 오전에 먹는 것이 좋은데, 이때가 바로 사람 몸의 노폐물과 독소를 배출하는 시간대이기 때문이다.

· 몇 달씩 배로 운송되는 수입과일은 가급적 피하는 게 좋다

가령 2012년 8월, 소비자시민모임이 백화점과 대형마트, 재래시장 등에서 판매하는 수입과일 33점을 분석한 결과 80퍼센트 이상에서 1종 이상의 잔류 농약이 검출된 바 있다. 또한 수입과일들은 긴 시간 바다를 건너와야 하므로 신선도 유지와 부패 방지를 위해 보존제와 산화방지제, 코팅제 등을 부분적으로 뿌릴 수밖에 없기 때문이다.

화학첨가물에
민감해진 입맛

14

　　　　　　　　　　　포포비 씨는 요즘 들어 입맛에 민감해졌다. 과거엔 라면이나 과자 같은 가공식품이 그저 맛있기만 했는데 조금씩 음식을 가려 먹으면서부터 확실히 뒷맛이 개운치 않다. 1일 1식을 시작하고 가공식품의 유해성에 눈을 뜬 뒤부터는 쇼핑할 때도 상품 뒤 원재료 명을 보는 버릇이 생겼다. 물론 가공식품에는 '하나부터 열까지' 화학첨가물이 들어 있다. 과자, 간장, 건강음료, 단무지, 맛살 등 이전엔 몰라서 먹었지, 알게 된 후부터는 확실히 음식을 더 가리게 되었고 화학첨가물 맛에도 혀는 곧장 반응을 보였다. 포포비 씨는 화학첨가물들 특유의 '남는 맛'이 싫어 요즘엔 좀 비싸도 화학첨가물이 들어가지 않은 음식을 먹으려 노력 중이다.

화학첨가물은 이제 일상에서 낯익은 보통명사가 되었다. 모르고 먹는 게 아니라 알면서도 먹을 수밖에 없는 '애증'의 맛이 그 안엔 있다. 그만큼 현대인의 입맛은 MSG가 든 조미료와 햄 속에 든 아질산나트륨, 그리고 '청량감'을 준다고 믿는 탄산음료 속 안식향산나트륨에 길들어 있는 것이다. '희망편지 전도사' 고도원 씨는 언젠가 패스트푸드와 인스턴트식품으로 오염된 현대인의 장(腸)을 '쓰레기통'에 비유한 바 있다.

일본 굴지의 식품 기업인 아지노모토(味の素株) 사는 우리에겐 '미원'이라는 이름으로 친숙한 자사 조미료를 아이들에게 먹이면 머리가 좋아진다는 믿기 어려운 '신화'를 만들어 소비자들을 현혹했었다. 너무 자주 먹어 이젠 몸도 가늠을 해내지 못할 지경에 이른 화학첨가물을 섭취하는 문제를 1일 1식은 몸의 구체적인 '반응'을 통해 각성의 계기로 삼게 해준다. 포포비 씨의 몸은 왜 과자와 라면에 민감한 반응을 보였을까?

민감한 반응을 보이는 신체

|

나구모 박사도 비슷한 지적을 했듯 인류가 육지생활을 해온 지

난 4억 년은 기아의 역사라 해도 과언이 아니다. 굶주림은 언제나 인간과 함께했고 인간의 몸은 그 긴 세월 동안 '공복을 벗어나기 위한 공복 상태'에서 최고의 컨디션을 유지할 수 있도록 단련되어 왔다. 일본 오사카 의과대학의 오오하시 박사의 말처럼 그렇게 인간의 몸은 공복일 때일수록 '몸속 청소부'라 일컫는 백혈구의 증가와 왕성해진 병원균의 식균 작용으로 저항력을 담지하게 되었다. 그리고 빈속일수록 몸이 가볍고 기분이 상쾌해지는 생리현상을 지니게 되었다. 그래서 노자는 단식을 통한 공복 상태를 일컬어 '우주의 도(道)'라고까지 했다.

채식을 하는 최승연 씨는 첨가물이 든 식품을 전혀 먹지 않는 건 아니지만 혀가 민감해져 자극적인 음식은 물에 희석하지 않고는 먹기 힘들어졌다고 한다. 1일 1식을 한 뒤부터 몸이 좀 더 민감해진 것이 사실이라고 한다. 한번은 라면을 먹고 배가 아팠던 경험이 있는데 그는 이것을 명현현상, 즉 1일 1식에 따른 호전반응의 하나로 보았다. 몸에 나쁜 것이 들어왔는데도 아무런 반응이 없으면 그것이 더 나쁜 게 아니냐는 얘기다. 전문가와 언론들이 "이 음식엔 화학첨가물이 많이 들어 있으니 몸에 안 좋다"고 아무리 강조한들 자신의 몸에 반응이 없다면 우리는 습관적으로 먹는다는 것이다. 그리고 나중에 질환이 생긴 후에야 부랴부랴 식습관을 고치려 드는 사람들의 모습에 안타까워했다. 최 씨는 화학첨가물이 몸에 들어오는 족족 민감하게 반응하는 지금 자신의 몸이 매우 만족스럽다고 했다.

실제 사람 몸속 소화기계인 위장과 대장은 공복 때 휴식을 취하게 된다. 이렇게 쉬면서 위장에서는 각종 화학첨가물에 손상된 위점막이 다시 만들어지고 위산 분비도 줄어 속 쓰림이 낫게 된다. 대장에서도 치매와 당뇨병 같은 만성질환을 부르는 내독소(endotoxin)가 손상시킨 장 점막이 재생되어 건강에 기여한다. 두 장기관이 쉬면 첨가물 독소를 품은 숙변과 소변 배출이 원활해져 피가 맑아지고, 맑아진 혈액은 다시 자연치유력 향상에 영향을 미쳐 건강하고 '민감한' 몸을 만들어주기 때문에 무엇보다 중요하다. 최씨의 몸은 바로 이러한 몸의 자정능력을 1일 1식을 하며 얻었고 덕분에 '라면을 먹으면 아픈 배'라는 호전반응을 경험했던 것이다. 혹자의 말처럼 이러한 명현반응을 경험하지 않고 해로운 물질이 쌓여 있는 몸을 깨끗이 청소하는 것은 어쩌면 거의 불가능한 일일지 모른다.

공복, 효율적인 정화 시스템의 조력자

|

1일 1식을 하면서 화학첨가물에 알레르기 반응을 보인 회원들도

있었다. 1식 실천 이후 조미료를 먹으면 위장에서 곧장 반응을 보인다는 이혜미 씨는 자연식 섭취가 늘어나면서 체질이 바뀐 것 같다며 조미료 알레르기를 의심했다. 1일 1식 이후 미각과 후각이 민감해졌다는 40대 Y 씨도 화학첨가물 식품이 몸에 들어가면 '격렬한' 알레르기 반응을 보인다고 고백했다. 하지만 식품 속 화학첨가물이 알레르기 반응을 높인다는 의심은 늘 받아왔지만, 알고 보면 식품 자체에 알레르기 반응을 보이는 것일 수도 있기 때문에 알레르기 원인을 무조건 화학첨가물이라고 하는 것은 경계해야 한다고 전문가들은 말한다. 보통 식품 알레르기라고 하면 식물, 동물성 식품에 있는 적은 양의 단백질에 의해 인체에 면역 반응이 일어나는 것으로, 이 경우 피부가 가렵거나 호흡곤란 같은 증상이 나타날 수 있다. 화학첨가물과 관련된 알레르기 반응은 흔히 '가성 알레르기 반응'이라고 하는데 이는 몸속 면역체계가 관여하지 않는 반응으로 보존료와 착색료, 산화방지제 같은 첨가물들을 섭취했을 때 일어나는 것으로 알려졌다. 일반적인 증상으론 두드러기, 천식, 콧물, 피부부종 등이 나타난다고 한다.

커피, 구체적으론 스틱커피(또는 믹스커피) 역시 1일 1식을 하는 사람의 입맛을 거스르는 건 마찬가지다. 1식 생활 이후 식감이 살아났다는 홍미진 씨. 하루는 평소 즐겼던 '달달한' 스틱커피를 마시는데 단맛이 느끼하게 느껴지면서 '왜 이걸 마시지?'라는 생각이 들었다고 한다. 텁텁한 끝 맛 역시 개운치 않기는 마찬가지였는데 이러한 입맛은 그가 다른 화학첨가물 식품을 대할 때도 똑같이 경험하는 것이다.

'안전하고 건강한 먹거리'를 모토로 내건 자도(ZADO)라는 사이트에서는 언젠가 M사의 스틱커피 원재료를 살펴보는 포스팅을 게재한 적이 있었다. 그 내용에 따르면, 스틱커피의 재료는 크게 커피, 백설탕, 크림으로 이루어져 있다. 문제는 백설탕과 크림인데, 스틱커피에 쓰는 백설탕의 경우, 비타민과 미네랄 등 몸에 좋은 요소를 뺀 정제당이기 때문이다. 고순도 '당 덩어리'인 정제당은 사람 몸속에서 대사가 제대로 이뤄지지 않을뿐더러 열량도 높아 비만을 부르고, 혈당치를 급격히 높여 인슐린 분비를 교란, 급기야 당뇨병의 원인까지 되는 것이다.

크림은 백설탕보다 더 심각한데 스틱커피에 든 크림은 일단 이름도 애매한 '식물성크림'이다. 이것은 우유단백질인 카제인에 식물성 경화유지와 물엿 등을 섞어 인위적으로 만들어낸 '짝퉁 크림'으로, 식물성크림의 핵심인 카제인은 그 자체론 큰 문제가 안 되지만 혼자선 물에 잘 섞이지 않아 유화제가 반드시 필요하다는 대목에서 우려를 낳는다. 홍 씨가 단맛을 느끼하게 느낀 것은 바로 민감해진 입맛이 이러한 화학첨가물들을 식별해냈기 때문이다. 여기에 크림 안정제로 작용하는 인산염의 일종인 제이인산칼륨도 동맥경화 및 골질환의 원인이 되므로 이래저래 스틱커피는 자주 마시지 않는 것이 1일 1식 생활, 나아가서는 건강한 생활 전체에 이로울 것으로 보인다.

 물론 화학첨가물도 개개인에 따른 음식 기호와 체질에 따라 천차만별일 수 있다. "먹을 수 있을 때 먹어두자"를 신조로 삼는 김재중 씨의 경우처럼 딱히 음식을 가려 먹지 않는 사람에겐 화학첨가물에 대한 거부감이나 민감한 반응 자체가 없을 수도 있다는 얘기다. 하지만 김 씨 정도를 제외한 인터뷰 응답자들 대부분이 민감하게 느꼈다고 한 만큼 1일 1식 생활은 분명 실천자들에게 몸에 이로운, 어떤 공통된 작용을 해내고 있음이 분명해 보인다. 세상에서 가장 효율적인 정화 시스템은 인체의 소화기관이라고 했던가. 하루의 공복은 그 정화 시스템을 더욱 강력하게 만들어주는 조력자임에 틀림없다.

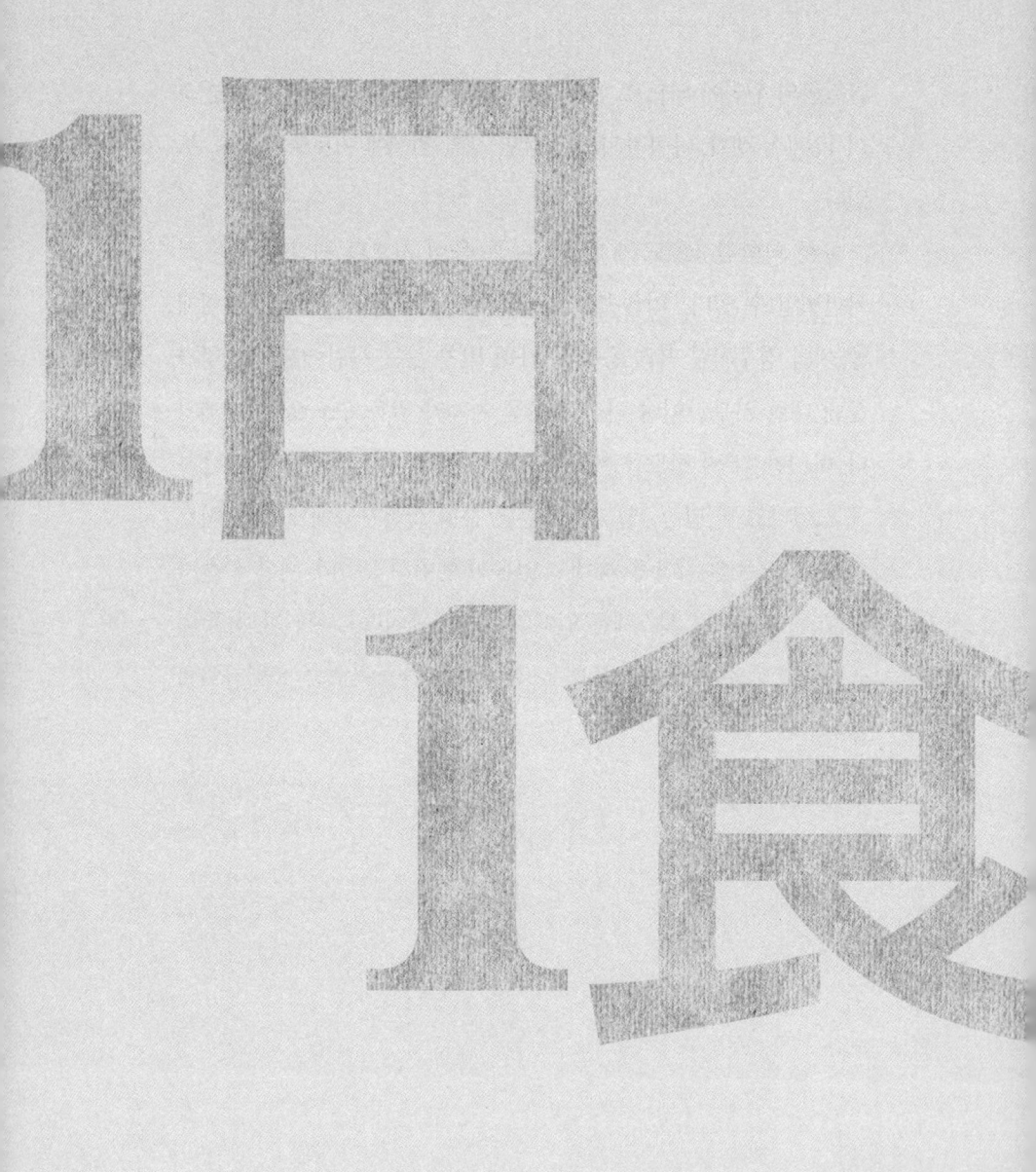

3

1일 1식으로
라이프 스타일이 바뀌다

1일 1식과 골든타임
•
유산소 운동으로 효과를 높이다
•
요요를 막아주는 1일 1식 다이어트
•
1일 1식을 하면 왜 피부가 좋아지는가
•
꾸준히 1일 1식 하면 병원 갈 필요없다
•
1일 1식이 가계 재정에 도움이 되는가
•
1일 1식이 가져올 세상의 변화

15

1일 1식과
골든타임

　　　　　　　　　　사람은 반드시 잠을 자야 한다. 그리고 잠은 먹는 것만큼이나 중요한 하루의 종착역이다. 예컨대 하루 평균 7시간을 자고 70세까지 산 사람은 일생 동안 약 20년을 자는 것과 같다고 한다. 20년, 어마어마한 시간이다. 눈을 감고 보내는 이 20년이 눈을 뜨고 보내는 나머지 50년을 보장한다면 어떻겠는가. 바른 수면을 취하지 않고선 1일 1식도 소용없을 수 있다. 건강은 단 하나의 요소로 지키고 유지할 수 있는 것이 아니기 때문이다.

　그래서 나구모 요시노리 박사는 밤 10시부터 새벽 2시 사이, 이른바 '골든타임'에 잠잘 것을 제안했다. 이 시간에 자면 지방 연소를 촉진하는 성장 호르몬이 듬뿍 나와 지방을 근육으로 바꿔준다. 일부는 내장지방으로 쌓이기도 하지만 그것은 다음 날 활동을 위한 '도시락'이라는 것이 그의 주장이다. 이는 1일 1식으로 건강을 유지할 수 있는 중요한 근거이기도 하다.

실제 나구모 박사의 주장은 수면과 관련한 여러 과학적 근거들이 뒷받침해준다. 가령 잠에는 뇌를 위한 잠인 비렘수면과 몸을 위한 잠인 렘수면이 있다. 비렘수면은 다시 네 단계로 나뉘는데 특히 델타파가 나오는 3~4단계, 즉 나구모 박사의 골든타임과 일치하는 '델타수면' 시간이 피로물질 분해와 피부의 재생활동, 몸의 자정작용이 가장 활발한 때라는 것이다.

정성민 씨는 기본적으로 1일 1식을 하게 되면 잠이 깊어지면서 수면시간이 짧아진다며 '3시간 수면'을 얘기했다. 그는 '수면의 1인자'라 불리는 후지모도 겐고의 주장처럼 밤엔 3시간만 자고 낮잠은 10분씩 자며 한동안 생활했다고 한다. 이는 "(3시간은) 너무 짧아서 낮에 효율적으로 활동할 수 없다"고 말한 엔도 다쿠로 박사의 말을 뒤집는 생활 패턴이다. 그는 최고의 수면시간이라는 골든타임에 잠들기 위해 가능한 한 낮에 활동을 많이 하려 했고 햇볕도 많이 쬐어준다고 했다. 실제로 낮에 햇볕을 많이 쬐는 것은 밤 수면에 도움이 된다. 전문가에 따르면, 잠을 주관하는 호르몬인 멜라토닌은 뇌의 송과체라는 곳에서 분비되는데 이 송과체의 활동이 왕성해지려면 햇볕을 많이 받아야 한다는 것이다. 잠뿐만이 아니다. 낮에 햇볕을 많이 쬐면 암세포를 억제하는 역할을 하는 멜라토닌 덕분에 항암효과도 기대할 수 있다.

숏 슬리퍼, 롱 슬리퍼

흔히 알려진 대로 성인의 적정 수면시간은 대략 7~8시간 정도다. 하지만 체질은 사람마다 달라서 8시간이라는 수치가 절대 기준은 될 수 없다. 가령 하루에 5시간 미만을 자도 생활에 아무런 지장이 없는 숏 슬리퍼(short sleeper)가 있는 반면, 반드시 10시간 이상은 자줘야 정상 생활을 할 수 있는 롱 슬리퍼(long sleeper)도 있다. 대표적인 예가 에디슨과 아인슈타인인데 에디슨은 하루 4시간 이상 잔 적이 없는 전형적인 숏 슬리퍼였고, 하루 10시간 이상을 자고도 20세기 최고의 천재가 된 사람이 바로 아인슈타인이었다.

유니맘 씨는 밤 10시에 업무가 끝나도 성인의 적정 수면시간을 지키려 노력하는 사람이다. 그는 집에 돌아와 아무리 일찍 자도 밤 11시에 잠이 든다. 유니맘 씨는 나구모 박사의 골든타임 이론을 "삶을 단순하게 만들라"는 말로 이해했다. 실제로 매일 같은 시간에 자고 같은 시간에 일어나는 '단순한' 생활은 건강한 생활의 전제로 학자들이 입을 모아 강조하는 부분이기도 하다. 유니맘 씨는 그동안 자신이 쓰러지지 않고 버틴 이유가 다 잠을 충분히 자서 그런 것이라고 했다. 새벽엔 절대 못 일어나는 유형이었던 그는 일찍 일어나도 아침 8시~8시 20분이었다. 하지만 1일 1식 후엔 아침 7시 30분에 항상 눈이 떠진다고 한다. 그가 강조하는 지점은 '밤 11시에 자는 것과 자정에 자는 건 확실히 다르다는 것'이다.

하지만 조낙현 씨의 말처럼 "골든타임에 자야 건강에 좋다"는 말은 서로 다른 개인들의 생활을 과격하게 단순화시킨 '이론'일지 모른다. 사실 사회생활을 하거나 집안일을 하다 보면 성인이 밤 10시를 넘기기는 예사다. 아이가 있는 가정의 경우, 반드시 잠자리에 들어야 한다는 밤 10시 이후가 그 사람들에겐 하루 중 유일한 자신만의 시간일 수도 있다. 하물며 회식과 야근으로 불가피하게 골든타임을 어겨야 하는 직장인들이야 두말할 필요가 없을 것이다. 그래도 최소한 12시 이전엔 자려고 노력한다는 조 씨는 전체 수면시간만큼은 5~6시간 유지하려고 노력한다.

밤 10시부터 자려고 하지만 늦게 퇴근해서 아이들과 놀아주다 어쩔 수 없이 밤 11시 이후에 잠든다는 홍미진 씨 역시 3시간 이상 앞당겨진 아침 5시~6시로 기상 시간이 바뀌었다고 한다. 골든타임을 지킴으로써 다음 날을 위한 에너지를 비축하고 각종 몸의 기능들이 왕성해지는 셈이다. 그들은 이렇게라도 부분적이나마 그 소중한 시간을 만끽하며 살고 있다.

아침형 인간, 저녁형 인간

아침형 인간과 저녁형 인간? 당신은 어느 쪽인가? '원래'란 것은 없다고 하지만 사람 몸에는 '시계 유전자'란 것이 있어 필요한 수면 시간과 수면 스타일이 유전적으로 정해진다는 연구 결과가 있다. 즉, 자신이 체질적으로 저녁형이라면 무리해서 바꿀 필요가 없다는 얘기다. 사실 아침형과 저녁형 인간의 취침과 기상시각을 비교하면 고작 1시간 30분 차이라고 한다. 오전부터 힘이 넘치는 사람이 있는 반면, 저녁이 될 때까지 맥없이 지내는 사람도 있는 이유는 아침형인지, 저녁형인지의 문제보다는 수면의 질 차이, 즉 숙면의 정도에 있다고 보면 된다.

40대 여성 Y 씨는 아침형도 저녁형도 아닌 '새벽형 인간'이라고 자신을 소개했다. 그는 밤 11시 전후에 자고 새벽 4~5시경에 깨는데 1일 1식을 하고 난 뒤부터 일어나는 것이 좀 더 수월해졌다고 한다. Y 씨는 많은 수면 전문가들의 말처럼 10시 전에 자는 것은 힘들지만 늦게까지 깨어 있지 않으려 노력은 한다고 했다.

물론 아침형 인간은 비교적 타 유형에 비해 잠이 쉽게 든다. 반면 저녁형 인간은 24시간 생체시계가 '엉망'이 되어버려 쉽게 잠들지 못한다. 이것은 떠나간 연인이 그리워 잠들지 못하는 것과는 다른 문제다. 결국 Y 씨는 저녁형 인간에 가까운데, 그나마 다행이자 중요한 사실은 늦게까지 깨어 있지 않으려는 본인의 의지다. 하지만 흑백이론은 극단적인 만큼 위험하다. 잠자는 성향에도 극단은 있을 수 없다. 아침형이든 저녁형이든 본인이 처한 환경과 의지로 얼마든지 조절할 수 있다. 이와 관련된 예는 멀리 있지 않다. 별을 보며 등하교했던 과거 학창 시절과 생계를 위해 고군분투하는 현재 직장 생활의 기적적인(?) 취침과 기상 시간, 그것이 바로 '~형 인간'이라 단정 지을 수 없는 결정적 증거다.

1일 1식을 통한 숙면 효과

|

"전에는 알람을 맞춰놓고도 아침 6시 반에 일어나는 게 힘이 들고 일어나도 '5분만 더' 하면서 바로 일어나질 못했는데요, 지금은 새벽 5시에 자동 기상이네요. 일어나도 졸리지도 않고 깨고 나면 몸도 개운합니다." (고양이눈 씨)

1일 1식을 제대로 하면 고양이눈 씨처럼 좀 더 일찍 일어나 상쾌한 아침을 맞을 수 있다. 나구모 요시노리 박사는 골든타임이 시작되는 밤 10시를 놓치면 자정이 지나도 좀처럼 잠자리에 못 들게 될 가능성이 많다고 언급했다. 아무리 생각해도 해결되지 않을 일 따윈 접어두고 무조건 자라고 나구모 박사는 조언했는데, 바로 현대 한의학에서 말하는 불면증 원인 중 하나인 사려과다(思慮過多)와도 일맥상통하는 부분이 있다.

50대 우주인 씨는 이를 잘 실천한 것일까? 그는 1일 1식을 하기 전에도 6시간 이상은 자본 적이 없지만 생활 패턴이 바뀐 뒤부턴 평균 4시간만 자도 아침에 눈이 떠진다고 한다. 잠이 깬 뒤에는 정신이 또렷해지는 등 컨디션이 매우 좋아 마치 날아갈 것 같은 느낌마저 든다고 했다. 그는 이것을 1일 1식을 통한 소식과, 양질의 균형 잡힌 식사의 결과라 생각하고 있었다.

학자들에 따르면, 단식 5~6일이 지나면 수면시간이 크게 줄어들게 된다고 한다. 그 이유는 몸 구석구석에 산소공급이 잘 되고 피로물질이 잘 연소되기 때문인데, 이는 보통 새벽 5~6시에 일어나는 최승연 씨에게도 해당되는 이야기다. 늦잠을 자도 7시 반을 넘기지 않는다는 그는 흔히 말하듯 '배가 고파서 눈이 떠지는' 게 아니라 숙면을 취한 뒤 개운하게 일어나는 기분을 매일 느끼고 있다. 용지현 씨의 경우 1일 1식을 시작한 뒤부터 수면시간이 규칙적으로 바뀌었는데, 그 덕분인지 아침에 눈이 빨리 떠지고 낮에도 졸리거나 피곤한 적이 거의 없다고 했다.

수면무호흡증이 사라졌다는 사람도 있다. 카페 회원인 요시 씨는 '52일 공복 프로젝트'를 끝낸 뒤 수면무호흡증이 사라졌다고 했다. 유전력으로 코골이 증상이 있었다는 그는 지난겨울부터 수면무호흡증세가 나타나 한밤중에도 놀라서 잠을 깨곤 했다. 그런데 1일 1식을 실천하면서 그러한 증상이 완전히 사라진 것이다. 숙면이 불가능하고 혈압은 오르고 심장마비 가능성도 높이는 수면무호흡증을 떨쳐낸 것만으로도 그는 1일 1식을 계속 해나갈 이유가 생겼다.

양승호 씨는 적당하거나, 좀 모자란 듯 음식이 몸 안으로 들어오면 신체리듬이 수면을 줄이는 방향으로 갈 수밖에 없다고 생각한다. 1일 1식을 시작한 지 5개월이 지나도록 허기진 느낌보다는 굳이 잠을 더 자지 않아도 피로가 회복된 느낌을 매일 아침 받았다는 그의 말에는 하루 한 끼 생활이 수면 패턴에 어떤 긍정적인 영향을 주는지 그대로 압축되어 있다.

잠에 정답은 없다
|

《건강 숙면법》의 저자 오이시켄이치에 따르면 배가 부를 때 오는 졸음은 결코 휴식이 될 수 없다고 한다. 왜냐하면 음식물을 소화시

키기 위해 소화기관들이 온 힘을 다해 활동하기 때문이다.

하지만 김재중 씨의 경험은 다르다. 그는 반드시 골든타임에 자는 것은 아니지만 퇴근 후 저녁 식사를 한 뒤 졸리면 약 30분~1시간 정도 '초저녁 잠'을 청한다고 한다. 그런 뒤 깨어나면 컨디션도 좋고 피로가 풀리더라는 것이다. 하루 동안 쌓인 피로를 잠깐의 단잠으로 풀고 난 뒤 가족들과 이야기도 하고, 아이들 숙제도 봐준다. 배가 부를 때 받아들인 졸음이 휴식이 된 것이다. "밥을 먹고 나면 바로 자라"는 나구모 박사의 말은 물론 골든타임을 염두에 두고 한 것이지만 김 씨의 응용은 잠깐의 저녁잠도 생활에 긍정적인 효과를 가져다줄 수 있다는 것을 보여준다. 그는 10시 이전에 자는 것이 아무리 몸에 좋다 해도 졸리지 않을 때는 일부러 잠을 청하지는 않는다고 했다.

"침대에 눕는 시간은 9시지만 보통 10시쯤 취침하는 편입니다. 침대에 누워 오늘 있었던 일을 떠올리고 반성하고 명상을 하다 9시 반부터 생각을 비우고 잠을 청합니다. 예전에는 드라마를 보느라 11시 이후에 취침을 했는데 새벽 시간이 사람 몸을 얼마나 맑게 만드는지 깨닫고 난 뒤에는 늦게 잠드는 것을 피하고 있습니다." (최승연 씨)

잠에 관한 속설은 일일이 열거할 수 없을 정도로 많다. 가령 일 때문에 수면 부족 상태로 보낸 일주일을 만회하려 주말에 몰아 자는 것이나 밤샐 일이 있을 때 미리 자두겠다는 생각은 잘못된 것이다. 몰아 자는 잠은 수면시간이 짧은 사람이나 수면의 질이 나쁜 사람에게만 효과가 있기 때문이다. 또 잠자는 시간을 줄이면 공부나 업무의 '시간'은 늘겠지만 '효율성'은 떨어진다는 것이 학자들의 공통된 지적이다. 오히려 잠이 부족하면 우울증 등 정신적 질환에 걸릴 확률이 높아지고 궤양, 심장병, 비만, 노화 같은 질환으로 건강을 해칠 수 있다.

수면은 암에도, 특히 유방암에 큰 영향을 주는 것으로 알려져 있다. 전문가에 따르면 젊은 여성에게 유방암이 생겼을 경우 그 사람은 십중팔구 늦게 자는 사람이라고 한다.

잠에는 답이 없다. 서점에 꽂혀 있는 각종 '수면법' 책이 꼭 자신에게 맞으리란 보장도 없다. 오히려 골든타임이 자신에겐 '브로즌타임'이 될 수도 있다. 수면을 돕는 아미노산인 트립토판 섭취를 위해 좋아하지도 않는 고기나 붉은살 생선, 달걀과 콩을 먹는 것이 스트레스가 될지 모른다. 자신이 가진 몸의 리듬, 환경, 체질에 맞춰 잠을 청하자. 단잠이란 그렇게 물 흐르듯 자연스럽게 오는 것이다.

16
유산소 운동으로
효과를 높이다

"계속은 힘이 된다!"

무엇이든 꾸준히 해야 만족스러운 결과를 얻을 수 있다는 뜻이다. 1일 1식과 병행하는 운동도 마찬가지다. 현실적이지 않으면 금방 지치고 해야겠다는 의지도 꺾인다. 운동에는 크게 유산소 운동과 무산소 운동이 있는데 여기선 1일 1식과 궁합이 맞는 것으로 잘 알려진 유산소 운동을, 그중에서도 걷기와 공복산행에 초점을 맞출 것이다. 그 이유는 바쁜 대한민국 현대 사회에서 걷는 것보다 더 '현실적인' 운동은 없는데다 1일 1식과 공복산행은 '공복'이라는 핵심 전제를 공유하고 있기 때문이다. 어쩌면 이 두 가지 운동만 제대로 해도 1일 1식 하며 운동 걱정은 할 필요가 없을지도 모른다. 물론 근력 운동은 조금 다른 차원의 문제다.

걷기

사람이 걸을 때는 대뇌흥분물질이라는 것이 나와 생각이 더 잘된다고 한다. 또 걷기만 꾸준히 해줘도 우리 몸의 660개 근육들 중 98퍼센트를 쓸 수 있으며, 덕분에 산소 섭취량은 늘고 노화 속도는 느려진다. 이시하라 유미 박사도 몸 전체 근육의 70퍼센트 이상을 쓸 수 있는 걷기는 운동의 기본이라며, 특히 몸속에 있는 독과 노폐물을 내보내고 혈액을 맑게 하는 가장 손쉬운 방법으로 걷는 것을 적극 권했다.

50대 후반의 카페 회원 젠 씨는 주 1~3회 1시간 걷기와 '아주 가끔' 가벼운 등산을, 그리고 가끔씩 요가와 헬스를 했던 사람이다. 그는 2012년 10월, 1일 1식을 시작한 이후 '가벼운 운동을 병행해야지' 하는 마음으로 일요일 5~6시간 정도 등산을 꾸준히 했는데 74일째까지 무리 없이 매우 상쾌한 기분을 유지했다고 한다. 월요일 아침에 피곤하다는 느낌도, 심지어 다리근육이 뻐근하다는 느낌도 없었다. 그가 주중에 한 것이 1시간 공원 걷기였다. 걷기는 그에게 1

일 1식으로 느끼는 가벼운 기분과 '몸이 바지런해지는' 생활 유지에 큰 도움이 되었는데, 특히 식욕을 억제시켜 식생활 리듬을 지켜준 것은 1일 1식을 실천하는 그에게 결정적인 가치로 자리매김했다. 젠 씨는 경험상 무산소 운동을 꾸준히 하려면 1식에 더해 변형된 식이 패턴이 필요하지만, 하루 1식 하며 몸과 마음을 동시에 가꿀 수 있는 가장 좋은 방법은 걷기나 산행 같은 유산소 운동이라고 보았다. 여기에서 다루는 주제와 정확히 일치하는 결론이다.

물론 걷기는 평지에서만 하는 게 아니다. 건물 안 생활을 주로 하는 현대인들에게 계단은 곳곳에 뻗어 있는 산길과도 같다. 편리한 엘리베이터가 있긴 하지만 건강을 생각한다면, 게다가 1일 1식을 하면서 운동이 걱정된다면 가능한 한 계단을 걸어 올라가자. 계단 오르기는 빨리 걷기보다 2배 효과를 볼 수 있는 고강도 유산소 운동이다. 가령 30분간 빨리 걷기는 계단을 15분간 오르는 것과 칼로리 소모(계단 오르기 칼로리 소모량은 시간당 1,100칼로리다)와 근력 강화 효과 면에서 같다고 한다. 또한 계단 한 칸을 오르면 4분의 생명 연장 효과를 얻을 수 있고, 매일 여덟 층을 오르면 사망률도 33퍼센트가 줄어든다는 연구결과는 주목할 만하다. 단, 계단을 오를 때 자세는 몸을 꼿꼿이 펴는 것이 좋고 오르기 전후로 뭉친 다리근육을 풀어줘야 한다. 평소 무릎 관절이 약한 사람들은 엘리베이터 쪽을 더 권한다.

하루 1~2회 19층 집을 오르내리는 고운하늘 씨와 계단만 올라 17킬로그램을 뺐다는 가수 현아, 그리고 6개월 걷기 운동으로 수십 킬로그램을 감량했다는 모 씨름단 단장의 사례에서 보듯, 걷기나 계단 오르기는 건강과 다이어트라는 두 마리 토끼를 노리는 1일 1식 실천자들에게 맞춤한 최적의 생활 운동인 것이다.

공복산행

운기조식 씨는 100킬로그램의 몸무게로 청계산에서 공복산행을 실행한 첫 날, 모든 것이 버거웠다고 했다. 그것은 스스로 생각해도 '상식을 뛰어넘는 행위'였고 자신의 행동에 대한 확신도 당시엔 없었다. 가장 중요한 건 그때 그에게는 (공복과는 별개로) 등산을 할 수 있는 체력이 뒷받침되어 있지 않았다는 사실이다.

30대 이후 산은커녕 변변한 운동이라곤 해본 적도 없다는 그는 경사길이나 계단을 오르는 것조차 무척 힘들었다고 한다. 그날 3시간 거리라고 적혀 있던 청계산 등산 안내판도 '바람 같았던' 노인들과 아주머니들에게 추월당한 운기조식 씨에겐 남의 얘기일 뿐이었다. 그래도 명색이 대학 때 2박 3일 동안 학교 잔디밭에서 잠도 안 자고 소주를 몇 짝씩 먹으며 교내 최고 '주당'을 지냈고, 24시간 이상 당구장에서도 안 자고 돈내기 당구를 무수히 해본 그였는데 말이다.

운기조식 씨는 며칠 동안 끙끙 앓아 누웠던 첫 공복산행의 후유증을 딛고 난 다음 열 번 정도의 힘든 산행을 더 거치며 급기야 공복산행에 적응할 수 있었다. 1일 1식과 공복산행을 병행한 지 두 달 만에 몸무게를 10킬로그램 이상 감량했고 더욱 탄탄해진 허벅지와 종아리를 얻었다.

하현의달 씨도 일주일에 두세 번, 왕복 2시간 거리의 '뒷산'을 공복 상태로 오른다. 점심으로 1식을 하고 저녁에는 간단한 과일이나 채소만 먹기 때문에 처음엔 힘들지 않을까 걱정했지만 기우였다. 오히려 몸이 가볍고 정상에 오르면 기분도 상쾌했다고 한다. 운기조식 씨도 1,200미터 용문산 고지를 홀로 공복산행 한 적이 있다. 실제로 허기진 것이 아니라 눈 덮인 산에서 허기져 쓰러지면 어떡하나 하는 걱정을 떨치고 '끼니에 대한 사회적 통념'과 1일 3식이라는 '현대 의학이 만들어낸 미신'을 그는 공복산행이라는 '육체노동'으로 깨뜨려버린 것이다. 1일 1식은 '살과의 전쟁'이 아닌 '시간과의 전쟁'이라고 말한 이유를 그는 몸소 보여준 셈이다.

운동의 역효과

나구모 박사는 과도한 운동은 건강을 해친다는 맥락에서 "스포츠는 수명을 단축하는 행동"이라고 단언했다. 여기엔 달리기나 자전거 타기, 농구나 축구 같은 구기 종목, 그리고 헬스장에서의 근력 운동 같은 자칫 체력에 무리를 줄 수 있는 유·무산소 운동이 모두 포함될 것이다. 나구모 박사에 따르면 심한 운동은 23억 회 가량의 생애 심장박동수를 불필요하게 소비하는 것인데다, 운동 중 체온을 높이고 혈류와 호흡량도 증가시켜 몸에 나쁜 활성산소를 발생시킨다. 자신의 체력을 넘어서는 운동은 활성산소의 과다 분비로 건강을 해칠뿐더러 노화도 촉진시켜 1일 1식 생활을 하는 사람들에겐 오히려 독이 될 수도 있다는 얘기다. 그렇기 때문에 호흡이 가빠지지 않는 정도의 걷기를 권한 것이다.

3주차 '1일 1식 새내기'로 소개한 한때근유기 씨는 6개월 정도 야근과 불량식품 섭취 반복으로 체중 증가와 혈압 상승, 뒷목 저림 등 심각하게 건강의 위협을 느낀 적이 있었다. 병원에 갔더니 평소 알고 지내던 의사가 소식과 혈압 관계를 설명하면서 1일 1식을 추천해주었다. 단, 활성산소를 조심하라고 했다.

의사는 1년에 두세 차례 단축 마라톤과 매달 한 차례 무박 2일 산행을 즐긴 한때근유기 씨의 운동 패턴을 지적했다. 전문의가 진단하기에 이 운동은 그의 몸과 체력이 감당할 수 있는 범위 밖의 운동이었다. 이러한 과도한 운동은 몸속 활성산소를 증가시켜 노화 촉진과 뇌·심근경색, 그리고 혈압에도 좋지 않은 영향을 줄 수 있으니 자제하라고 한 것이다.

한때근유기 씨는 운동이라 하면 숨이 찰 정도로 헉헉거리며 해야 체지방이 연소되면서 살도 빠지고 건강해진다고 믿었지만 오히려 상식에 기댄 그 생각이 뒤늦게 화를 부른 셈이다. 그는 의사의 조언에 따라 1일 1식을 시작하며 한 정거장 전에 내려 걷기, 마라톤 대신 동네 한 바퀴 산책 등을 하며 일상 속에 조금씩 운동 습관을 녹였다. 그 결과 몸무게 감량에도 성공했고 뒷몸 저림도 없어져 혈압도 내려갔다. 과도한 운동이 부를 수 있는 활성산소를 염려한 나구모 박사의 주장이 증명된 순간이다.

물론 '예쁜 몸매'를 원한다면 공복 유산소 운동과 더불어 근력 운동도 병행해야 한다고 주장하는 사람도 있다. 과거 헬스 운동으로 다이어트를 했다는 카페 회원 레이나 씨에 따르면, 공복 유산소 운동만 하게 되면 처음에는 급격히 살이 빠지지만 몸이 적응을 하는 단계가 오면 기초대사량이 늘지 않아 결과적으로 지방 축적이 될 수 있다고 한다. 특히 나이가 들수록 근육량은 물론 기초대사량도 줄어들기 때문에 주의해야 한다는 것이 그의 생각이다.

하지만 용지현 씨의 생각은 좀 다르다. 그가 보기에 '건강하게 오래 사는 것'에 운동의 목표를 두었는지, 아니면 '몸짱(이라고 말하지만 실제로는 '몸매'짱)이 되는 것'이 운동의 목표인지에 따라 운동의 필요성 정도는 다를 수 있다. 용 씨의 주장은 지나치게 많은 근육은 보기엔 좋아도 건강에는 좋지 않다는 것이 골자다. 가령 근육이 많으면 기초대사량이 높아 많이 먹어도 살이 덜 찐다고 하는데, 그의 생각에 이런 사고방식은 물구나무 선 것이 아니냐는 것이다. 즉, 근육이 많으면 기초대사량이 높기 때문에 기초대사량이 낮은 사람보다 많이 먹어야 하고, 결과적으로 이는 1일 1식을 하는 사람들에겐 적절치 않은 운동 방법이다. 1일 1식으로 적게 먹으며 생활하면 기초대사량을 과도하게 높이지 않고도 적정 체중을 유지할 수 있는데 굳이 그럴 필요가 있는지 의문을 제기한 셈이다. 이러한 주장의 핵심은 '예쁜 몸매'보다는 어디까지나 '건강한 삶'에 초점을 맞춘 것이다. 이는 체력에 무리가 갈 정도로 하는 운동은 노동이라고 생각하는 정수진 씨의 의견과도 비슷한 맥락에서 이해할 수 있다.

   그러나 자신의 체력을 넘어서지 않는 범위 안에서 유산소 운동과 무산소 운동의 병행은 필요해 보인다. 운기조식 씨는 기왕에 운동을 한다면 짧은 시간에 생활 속에서 할 수 있는, 좀 더 강도 높은 운동을 택해야 한다고 했다. 예컨대 런닝머신 두 시간 뛰어 소모할 수 있는 칼로리를 계단 오르기나 뒷산 오르기 15분으로 해낼 수 있다는 사실은 얼마나 매력적인가. 그래도 근력 소실이 마음에 걸리는 사람은 50대우주인 씨처럼 팔굽혀펴기나 턱걸이를 해도 좋고 김재중 씨처럼 윗몸일으키기와 하체보강 운동을 꾸준히 해도 좋을 것이다.

  아니면 부인을 따라 기꺼이 1일 1식에 도전한 홍미진 씨의 남편 분이나 명상운동으로 스트레스와 피로를 다스린다는 최승연 씨처럼 '변비에도 좋고 자세를 바르게 하는데도 좋은' 108배 절도 도움이 된다. 단, 1일 1식과 병행하는 운동에서 주의해야 할 것은 다음의 두 가지다. 자신의 체력이 소화할 수 있는 '맞춤형 운동'을 할 것, 그리고 그것을 '꾸준히' 하는 것이다.

요요를 막아주는
1일 1식 다이어트

　　　　　　　　　　현대 사회에서 통용되는 다이어트 역사는 올해(2013년 기준)로 80년을 넘어섰다. 1930~40년대에는 담배로 살을 빼자는 흡연 다이어트와 가수 비욘세도 응용했다는 마스터 클렌즈(레몬주스, 칠리페퍼, 메이플 시럽만 먹는 다이어트 방법)가 유행했고 1950년대는 찰리 쉐드라는 사람이 쓴 《체중감량을 기도하라》로 촉발된, 그 이름도 황당한 '기도 다이어트'가 있었다. 우리에게 익숙한 다이어트 방법은 1960년대에 들어 비로소 고개를 들기 시작했는데 바로 원푸드 다이어트다. 이후 약으로 구토를 하게 만들어 살을 뺀다는 발상에서부터 스카스데일로 시작된 식이요법 다이어트, 칼로리 소모와 기초대사량 증가를 통한 살빼기를 목표로 하는 각종 운동 다이어트들이 줄을 이어, 현재까지 약 26,000여 가지의 다이어트 방법이 한 세기 가까운 세월 동안 피고 지기를 반복했다.

하지만 저마다 성공률 100퍼센트를 자랑해온 수많은 다이어트 법들의 실패율은 평균 99.5퍼센트. 살을 빼고자 하는 사람들의 관심도와 반비례 관계에 놓인 이 처참한 결과는 결국 "많다는 것은 없다는 것"이라는 철학적 딜레마가 되었고, 사람들의 다이어트에 대한 생각을 단기적 효과가 아닌 장기적 지속성에 맞추도록 했다. 다이어트라는 범주에 포함시켰을 때 식이요법의 하나가 될 1일 1식은 바로 그 '지속성'의 대표주자가 될 만하다.

큰걸음 씨는 평생 할 수 있는 효과적인 다이어트 방식을 꼽으라면 단연 1일 1식(경우에 따라서는 1.5식이나 2식)을 권한다고 카페의 칼럼에 썼다. 그 이유는 1일 1식이 단식에 비해 단기간 효과는 떨어지더라도 위험성이 적고 충격도 적은데다 꾸준히 하기에 그만이기 때문이다. 이론도 많고 이견도 많지만 사실 단식과 소식을 모두 아우르는 1일 1식이 최적의 다이어트 방법일 수 있는 이유는 의외로 상식적인 단 하나의 논리에 기반한다. 그것은 살이 찌고 안 찌고를 결정하는 것은 다름이 아닌 '얼마나 많이 먹느냐'라는 사실이다.

가장 효과적인 다이어트 방법

저명한 영양학자인 존 맨스필드는 체중을 줄이는 최고 비결은 일상 식품들 중 스스로의 몸에 민감한 반응을 일으키는 것을 찾아내는 것이라고 했다. 그는 자신이 31년간 치료해온 비만 환자들 중 70퍼센트 이상이 '음식 민감성' 때문에 살이 쪘다며, 음식 민감성은 사람마다 모두 다르므로 한 가지 다이어트 방법이 모든 사람에게 맞을 순 없다고 결론 내렸다. 다이어트 방법론으로 1일 1식 역시 모든 사람에게 유익할 순 없겠지만 적어도 공복과 만복 사이를 오가며 자신에게 맞지 않은 음식을 걸러낼 수 있는 '민감한' 몸은 만들 수 있을 것 같다.

코모보 씨는 과거 칼로리 제한 식사로 20킬로그램 이상 몸무게를 줄인 적이 있지만 감량 후 원래 식습관, 생활습관으로 돌아갔더니 극심한 요요현상이 발생했다고 한다. 제한된 소식을 하다 보면 포만감이 없어 항상 감질나는 상태를 겪어야 하고, 그로 인해 어느 순간 포기하게 되더라는 것이다.

반면, 1일 1식은 적어도 공복 후 찾아오는 한 끼 식사로 포만감을 느낄 수 있기 때문에 장기적인 다이어트 전략으로 더 낫다는 것이 그의 생각이다. 여기서 중요한 사실은 하루 종일 공복감이 지속되다 보면 본능적으로 몸이 나쁜 음식을 거부하게 된다는 것. 바로 이

점이 지금까지 나온 수만 가지 다이어트 또는 섭생방법과 1일 1식 법이 근본적으로 다른 점이라고 코모보 씨는 덧붙였다. 자신의 체질이 거부하는 음식을 먹지 않게 되고 체질이 원하는 음식만을 받아들이게 되는 것. 건강을 위한 1일 1식의 장점은 이처럼 다이어트를 위한 1일 1식의 장점도 된다.

평생을 지속할 수 있는 다이어트

|

운동으로 하는 다이어트는 꾸준히 지속하기가 쉽지 않을뿐더러 당사자에게 항상 정해진 시간에 정해진 분량을 '해내야 한다'는 강박을 안겨주기 십상이다. 체력이 따라주지 않아 중도 포기하는 사람들도 많지만 이러한 강박관념이 운동으로 살 빼려는 사람들을 지치게 하는 주요 원인인 건 분명하다.

나구모 박사는 지속하기 힘든 다이어트를 '평생의 숙제'로 보았다. 사람에 따라선 살이 너무 많이 쪄서 격한 다이어트를 해야 한다고 생각할 때도 있지만, 이후 체중을 유지하기 위해선 다소 완만한 다이어트 방법이 필요하다. 가령 출퇴근 시간 전 짬을 내 헬스클럽에 들러 '몸 만들기'를 하는 건 성가실 수 있고, 체력이 감당해낼 수 없으리만치 무리한 인내를 요구하는 다이어트 방법도 꾸준히 할 수 없으므로 결국 도움이 되지 않는다는 것이다. 그렇기 때문에 운기조식 씨는 다이어트 방법을 고민할 때 우선순위를 "얼마나 빨리 효과를 볼 수 있느냐"가 아닌 "평생을 지속할 수 있느냐"로 바꿔야 한다고 주장했다.

  김재중 씨는 다른 다이어트 방법과 비교했을 때 1일 1식의 매력이라면 우선 금전적으로 추가비용이 발생하지 않는 점이라고 했다. 더불어 그가 든 1일 1식 다이어트의 장점이 바로 "힘들게 땀 빼면서 고통스러운 운동을 안 해도 된다는 것"이다. 1식만 하면서 나머지 시간에 음악을 듣거나 잠을 자도 다이어트가 되니, 이보다 더 편한 다이어트가 어디 있을까, 하고 그는 반문했다. 정희연 씨도 다른 다이어트 법과 1식 다이어트의 차이점을 '지속성'에서 찾았다. 매순간 칼로리를 계산하고, 매일 저울과 줄자로 몸무게와 허리를 재야만 만족할 수 있도록 유도하는 다른 다이어트 방법들과 달리 1일 1식 다이어트는 여유로운 몸을 스스로 느껴 체형과 체내 변화를 감지할 수 있도록 하는 것이다. 정 씨는 이를 "몸이 하는 이야기를 들을 수 있다"고 표현했는데, 바로 이 지속적이고 평화로운 대화 속에서 살도 빠지고 노폐물도 빠지는 것이다.

  1일 1식은 서두르면 그르치게 되는 다이어트 방법이다. 나구모 박사가 그토록 주장한 52일 체험의 부분적 이유도 바로 여기에 있다.

자신의 몸에 귀 기울이는 다이어트

|

1일 1식 다이어트는 육체적으로나 심리적, 정서적으로도 안정감을 준다. 12주간 1일 1식을 실천해 약 16킬로그램을 뺀 최승연 씨는 1일 1식 다이어트의 가장 큰 매력을 '믿음'이라고 했다. 여기서 믿음이란 "내가 건강한 다이어트를 하고 있다는 믿음"이다. 그의 말에 따르면 흔히 '굶는' 다이어트를 하면 불안감에 휩싸이게 된다. 가령 '내가 이렇게 하다 보면 건강에 무리가 갈 텐데' 또는 '얼른 빼고 원하는 체중 되면 먹고 싶은 거 먹어야지' 같은 생각들이 그러하다. 하지만 1일 1식은 하나의 습관이고, 건강을 해치지 않는다는 믿음도 주기에 살이 빠지든 말든 느긋하게 자신의 몸 변화에 귀를 기울이며 실천하게 된다는 것이 최 씨의 체험담이다. 자신의 몸이 변해 가는 것을 보면서 이처럼 순수하고 기쁘게, 스트레스 없이 할 수 있는 다이어트는 1일 1식이 처음이었다고 그는 말했다.

하현의달 씨도 마음이 편안해지고 나를 사랑하게 된다며 1일 1식 다이어트를 적극 권했다. 처음 1일 1식을 시작했을 때 그의 몸무게는 71.5킬로그램, 좀 빠졌다 싶으면 69.8~68킬로그램을 오갔는데 이는 자신의 신랑 몸무게보다 4킬로그램 정도 적은 것이어서 당시 하현의달 씨는 '완전 충격'을 받았다고 한다. 그랬던 자신의 몸무게를 62~61킬로그램 정도에서 안정을 찾게 해준 것이 바로 1일 1식

습관이었고, 이후 잘 자고, 가능한 한 유기농 식품을 먹으려 노력하면서 몸 상태를 꾸준히 살피게 되었다. 하현의달 씨는 원푸드 다이어트 등 무조건 살만 빼야 하는 다이어트는 자기 자신을 괴롭히는 방법 같다고 말한다. 아무래도 살을 빼는 것에만 집중하다 보니 건강 등 다른 게 보이지 않는 것이다. 하지만 1일 1식은 자신을 괴롭히지 않는다. 하루 이틀 정도 못하게 된다고 죄책감에 시달릴 필요도 없고, 설사 잠깐 무너졌더라도 다음 날 다시 시작하면 된다. 몸이 내는 소리를 주의 깊게 듣다 보면 스스로를 되돌아볼 수 있게 해주는 데서 1일 1식 다이어트는, 비로소 몸을 넘어 마음까지 다스리는 다이어트 법이 되는 것이다.

중요한 건, 요요를 막는 것

한 조사 결과에 따르면 국내 여성의 50퍼센트 이상이 다이어트를 생각해봤거나 해본 적이 있는 것으로 나타났다. 하지만 다이어트를 해서 성공까지 해본 사람들도 90퍼센트 이상은 2년 안에 원래 체중으로 돌아가는 현상, 이른바 요요현상을 겪는다고 한다. 큰걸음 씨 역시 1일 1식이 반드시 장점만 가진 식습관은 아니라고 했다. '1일 1식'이라는 용어를 하루 한 끼라는 '횟수' 등으로 곡해해 필수영양소를 제대로 섭취하지 않고 '내 맘대로' 할 경우 다이어트 실패는 물론 심각한 요요현상을 초래할 가능성이 높다고 충고했다. 1일 1식도 제대로 하지 않으면 요요현상에서 자유로울 수 없다는 뜻이다.

요요현상과 관련해 자료를 찾던 중 마침 한 의학 커뮤니티에서 다이어트 요요현상의 원인을 열거해놓은 것이 눈에 띄었다. 그들은 요요현상의 원인으로 초저열량 식사요법과 원푸드 다이어트, (극단적) 단식, 군것질, 음식 몰아 먹기, 사우나, 부적절한 운동 종류와 방법, 신체 활동량이 적은 것 등을 꼽았는데, 이 중 1일 1식과 관련해 주목해볼 만한 한 가지는 '음식 종류는 개선하지 않고 음식 양만 줄여 먹는 것'이다. 이는 1일 1식을 갓 시작한 '초보자'들이 흔히 범하는 오해 또는 실수로 요요현상을 피해갈 수 있는 1일 1식 다이어트의 힌트이기도 하다.

자칭 '요요의 대왕'이었다는 유니맘 씨는 1일 1식을 실천한 뒤 63킬로그램 나갔던 몸무게가 55킬로그램이 된 사례다. 그의 말에 따르면 처음 한 달 정도 정체기를 겪은 뒤 2킬로그램이 빠졌고 그 다음 5킬로그램이 추가로 빠졌는데, 빠진 뒤부턴 바로 살이 찌지 않고 1식 습관과 더불어 오히려 계속 조금씩 감량됐다고 한다. 사실 그는 원푸드 다이어트부터 시작하여 안 해본 다이어트가 없다. 심지어 수백만 원을 들여 병원에서 주사를 맞는 다이어트도 해봤는데 피하지방을 통해 들어오는 주사바늘에 너무 아파서 "안 맞으면 안 되냐"며 눈물로 호소까지 했다고 한다. 그렇게 4년간 그는 "내 배가 아닌 배를" 안고 살아야 했다. 헬스 클럽에서 군대에서나 할 법한 PT 체조도 해봤지만 살이 빠지는 건 그때뿐이었다. 운동을 안 하면 꼭 다시 쪘다. 그는 우선은 먹어야 하는 다른 다이어트들에 비해 1일 1식은 안 먹거나 적게 먹어 살을 뺀다는 특징에 공감하고 있었다. 또한 먹을 때 중요한 건 '얼마'가 아닌 '무엇을' 먹느냐인데 여태껏 해온 다이어트들은 대부분 정반대를 강조하고 강제한 것이다. 이것이 바로 요요현상을 피해갈 수 있는 1일 1식 다이어트의 힌트다.

또 다른 예로 1일 1식에 적응된 일상에서 잠시 벗어났을 때 요요가 오는 경우도 있다. 최승연 씨는 여행을 갔다 1일 1식을 못 지키게 되면서 요요현상을 경험했다. 하지만 몸무게보다 더 심각했던 것은 52일 이상 꾸준히 지키던 1식 습관이 깨지자마자 위장에 무리가 온 사실이다. 편두통에 시달리고 속은 거북하고 기분도 안 좋아진 그의 몸은 마치 호르몬 분비에 이상이 생긴 것처럼 불쾌하고 무거웠다고 한다. 이는 그가 1일 1식으로 다시 돌아오게 된 계기가 되었고 조금 쪘던 살도 1일 1식 복귀와 더불어 요요현상을 겪기 전으로 돌아갔다. 사실 1일 1식이 부르는 요요현상은 다른 다이어트들에 비해 그 후폭풍이 덜한 편이다. 최승연 씨도 그랬지만 지난 3월 다른 건강법을 통해 경험한 디톡스 과정에서 아침에는 주스, 점심은 현미밥과 채소, 저녁은 죽을 섭취한 정희연 씨도 한 달 뒤 가벼운 요요현상을 맞았지만, 그때 늘어난 몸무게는 고작 1~2킬로그램에 불과했다고 한다. 심지어 늘어난 그 몸무게조차 1일 1식 생활로 돌아간 지 이틀 만에 빠졌다고 하니, 과연 하루 한 끼는 여러모로 매력적인 다이어트 방법이다.

다이어트는 시간, 그리고 자신과의 싸움이다. 건강을 담보하는 효과 있는 다이어트는 실천자 누구에게나 인내와 불굴의 의지를 요구하는 것이다.

조지프 프로이에토 박사는 요요현상의 원인은 "다이어트 시작부터 몸무게를 줄인 뒤까지 식욕과 관련한 9가지 호르몬 분비가 체중 증가에 유리하게끔 줄거나 늘기 때문"이라고 밝혔다. 몸무게를 원하는 수준으로 끌어내렸다고 해서 '살과의 전쟁'이 끝나는 것은 아니다. 이후에도 살이 다시 찌진 않는지 지속적으로 감시하고 건전한 식사습관, 규칙적 운동을 병행해야 한다.

심리학자들에 따르면, 사람의 뇌는 작은 성공들을 통해 습관적 행동을 배우게 된다고 한다. 1일 1식을 통해 살이 빠지고 건강해지는 과정에서 맛보는 작은 성공들은 결국 1일 1식 실천자들의 '습관적 행동'이 될 가능성이 크다. 물론 거기에는 달콤한 인스턴트식품 등에 현혹되지 않는 자기 절제와 어떠한 상황에서도 지켜 나가는 꾸준한 실천 의지가 전제되어야 한다.

1일 1식을 하면 왜 피부가 좋아지는가

《1일 1식》 책을 보면 마음껏 포식한 원숭이는 털이 빠지고 피부가 처지면서 노화가 진행된 반면, 식사를 제한한 원숭이는 털에 윤기가 흐르고 피부에도 탄력이 생겨난 연구 결과가 나온다. 나구모 박사가 '회춘 호르몬'이라 이름 붙인 성장 호르몬은 성장기 아이는 물론 성인의 몸속, 특히 공복 상태에서 가장 많이 분비되어 내장지방을 태우고 근육을 만들며, 희고 윤기가 도는 피부를 유지하는 데 도움을 준다. 나구모 박사는 "겉모습과 건강은 이어져 있다"라고 말했다. 몸속이 건강하면 저절로 피부가 매끈해지고 기미도 사라지는 것이다.

세계적인 위장 전문의인 신야 히로미 박사는 장 상태와 얼굴 인상이 밀접한 관계가 있다고 주장해왔다. 인상이 좋은 사람은 장 상태가 좋고, 장 상태가 나쁜 사람은 인상도 좋지 않다는 얘기다. 그에 따르면 장 질환을 앓고 있는 사람의 피부엔 반드시 어떤 신호가 나타난다고 한다. 가령 변비는 장 속의 독소가 장벽에서 혈관으로 흘러가 전신을 돌아다니다 땀샘을 통해 나오면서 피부 트러블을 일으키는 원인이 된다.

피부가 좋아할 수밖에 없는 1일 1식 습관
|

건성 피부인 정성민 씨는 겨울이 되면 피부가 건조해지거나 따가울 때가 많아 항상 무알코올 스킨과 로션만 발라왔다. 그런데 1일 1식을 시작한 뒤부터는 건조해지고 따가운 느낌이 많이 줄었고, '칙칙했던' 얼굴에 윤기가 돌았다. 그는 이것이 바로 적게 먹지만 좋은 걸 먹는 1일 1식, 즉 소화시킬 양도 적어지고 좋은 음식물을 섭취한 덕에 장 건강이 좋아졌기 때문이라고 확신했다. 장이 깨끗하고 건강할수록 피부가 좋아지는 건 당연한 이치라는 얘기다. 이는 1일 1식 후 '잘 비우는 습관'으로 피부가 밝아진 포포비 씨나 하루에 한 끼를 먹는 만큼 좋은 음식을 찾아 먹으면서 피부 트러블을

없앤 홍미진 씨도 마찬가지 경우라고 할 수 있다.

혈액의 원활한 흐름과 활발한 대사작용은 피부 건강의 핵심이다. 혈액순환 장애로 산소와 영양분을 몸속 구석구석 전달하지 못하거나 대사과정에서 생긴 노폐물을 몸 밖으로 제대로 배출시키지 못할 때 피부는 건조해지고 칙칙해지며, 주름과 여드름은 그림자처럼 따라붙기 마련이다. 학계에선 보통 혈액순환 장애의 원인으로 스트레스와 운동 부족, 그리고 불규칙한 식생활을 꼽는다.

조낙현 씨는 1일 1식을 하면서 바꾼 건강식 위주의 식단이 혈액 성분과 혈액순환을 좋아지게 했고 피부톤도 밝아진 비결이라고 했다. 특히 팔 뒤쪽 '닭살'과 지성피부라면 숙명처럼 달고 살기 마련인 속칭 '개기름'의 부담에서 벗어난 것을 눈에 띄는 성과로 쳤다. 이는 1일 1식이라는 규칙적인 식생활이 원활한 혈액 흐름과 양질의 혈액 성분을 지원한 덕분일 것이다.

1일 1식 실천 후 가장 실감나는 변화를 '피부가 좋아진 것'이라고 밝힌 50대우주인 씨. 그가 내놓은 나름의 분석에 따르면 저녁 일식에 이은 숙면, 설탕과 밀가루 음식 자제와 현미 식사는 피부가 좋아지는 데 결정적인 역할을 해주었다고 한다. 그는 또 비누를 사용하지 않고 냉온 샤워를 한 것이 피부 관리의 비결이라고 꼽았는데, 30도의 차가 나는 찬물(14~15도)과 뜨거운 물(41~43도)을 번갈아 쓰는 냉온 샤워는 실제 그 온도차가 피부에 탄력을 주는 것으로 알려져 있다. 더불어 스트레스 해소와 피로회복, 외부온도 변화에 대한 적응력을 길러주는 냉온 샤워는 식욕중추기능을 통제해 과식이나 편식을 고치는 데도 효과적이어서 1일 1식 실천자들에게는 여러모로 참고가 될 법하다.

면역력 강화로 좋아진 피부

|

설탕과 밀가루 음식이 피부에 좋지 않다는 건 의학적으로 증명된 사실이다. 가령 설탕으로 인한 고혈당은 콜라겐 등 피부조직에 영향을 줘 피부를 주름지게 한다. 반대로 밀가루 음식은 섭취 후 한두 시간 안에 사람 몸을 저혈당으로 만들어 스트레스 호르몬인 코르티솔을 분비케 하는데, 우리 몸은 스트레스를 받으면 뇌가 세포핵을 보호하기 위해 멜라닌 세포에 색소 분비 자극 명령을 내린다. 스트레스를 자주 받는 사람이 피부 탄력이 줄고 색깔도 탁해지는 이유다. 반대로 현미에는 노화방지 비타민으로 알려진 비타민E와 피부를 아름답게 해준다는 비타민F가 함유되어 있어 피부미용에 좋다. 본인은 '짧은 의학적 지식'이라고 했지만 50대우주인 씨의 1식 생활은 이처럼 분명한 과학적 사실을 기반으로 이뤄지고 있었다.

1일 1식을 하면서 만끽할 수 공복은 인체의 면역력 강화에도 큰 도움을 준다. 이른바 '생명력 유전자'가 그것인데 체중 외에도 면역력이 떨어지는 것이 우려되어 1일 1식을 하게 된 하현의달 씨의 경우를 보자. 고등학교 3학년 때, 천식 판정을 받아 지금까지 약을 달고 살았다는 그는 어느 날부터인가 피부에 무엇이 닿기만 해도 부풀어 오르는 '피부묘기증'을 진단받게 된다. 피부과에선 '이 증상엔 약이 없다'며 면역력이 떨어져 생기는 병이라고 했다. 이 증상은 점점 심해져 음식 안에 자극적인 조미료가 들어 있거나 몸에 좋지 않은 (화학)성분이 들어 있는 음식을 섭취하면 세면 뒤 얼굴이 벌겋게 되었다고 한다. 1일 1식은 이러한 하현의달 씨의 피부묘기증 증상을 완화시켜주었다. 공복과 추위에서만 발휘된다는 시르투인 유전자의 작용 때문이기도 하겠지만 하현의달 씨는 피부가 좋아지고 증상이 완화된 이유를 다음과 같이 꼽았다. 1식과 함께 습관이 된 '몸에 좋은 음식을 섭취하려는 자세', 그리고 밤 10시에서 새벽 2시 사이 골든 타임에 잠을 자려는 의지 때문이라고. 하루 한 끼로 식생활 패턴을 바꾼 그는 가능한 한 과일과 채소, 견과류와 잡곡을 먹으려고 노력하고 있다.

  1일 1식은 실천자들로 하여금 몸에 좋은 걸 스스로 찾아 먹도록 해 장 건강을 유지시켜주고 스트레스를 줄여준다. 또한 깨끗한 혈액이 몸 구석구석을 원활하게 흐를 수 있게 하며, 공복을 유지해 숙면과 면역력 강화에 기여한다. 그리고 이 모든 요소들은 피부 톤과 탄력에 긍정적인 효과를 주고 피부 트러블을 억제시켜준다. 양승호 씨의 경우, 수십 년간 자신을 괴롭힌 무좀과 비듬으로부터 해방됐다며 이 역시 1일 1식 덕분이라고 말했다. 하루 동안 배를 좀 더 길게 비우는 일에서 피부가 좋아진 것이다.

꾸준히 1일 1식 하면 병원 갈 필요없다

소설가 마크 트웨인은 어느 정도의 기아는 환자에게 최고의 약이며, 실제로 최고의 의사가 할 수 있는 것보다 더 큰 효과가 있다고 했다. 동물들은 아프거나 상처를 입었을 때 본능적으로 단식을 하는데, 몸이 회복될 때까지 일정 기간 따뜻하고 외떨어진 곳에서 물만 마시며 지낸다. 조엘 펄먼 박사는 인간도 몸 상태가 좋지 않다고 느껴지면 물만 마시며 쉬는 것이 좋다고 조언한다. 쉬는 동안 바이러스성 질병들을 물리칠 수 있기 때문이다.

환자들의 병과 피로는 주기적으로 섭취하는 식사로 유지된다고 한다. 사람들이 흔히 생각하는 것과 달리 몸이 허약한 사람들도 단식을 하면 소화능력이 크게 개선되어 정상적인 몸무게에 이르고, 기력을 회복하게 된다는 것은 의학적 사실이다. 이때 혈압은 내려가고 대사과정의 노폐물 수치는 떨어지며, 혈관은 부드러워진다. 요컨대 단식은 우리 몸이 육체적 노동과 정신적 스트레스에서 벗어나 휴식을 취할 수 있는 기회를 준다. 소크라테스와 플라톤, 피타고라스와 히포크라테스도 그 옛날 환자들에게 단식을 권했다. 이렇듯 공복만 잘 유지하고 만끽해도 1일 1식을 하는 사람들이 병원 갈 일은 드물어질 확률이 높아지는 것이다.

체온과 면역력 강화

행복남 씨와 켄신짱 씨는 1일 1식을 한 뒤로 "감기가 빨리 나았다"고 입을 모아 말했다. 특히 켄신짱 씨의 경우는 과거에는 한 달 가도 낫지 않던 감기가 1식 생활을 한 후엔 일주일 만에 완치되는 경험을 했다고 한다. 왜 그런 것일까?

감기는 보통 코로나, 파라인플루엔자 같은 각종 호흡기 바이러스 때문에 걸린다. 콧물, 재채기, 코막힘 같은 증상이 나타나고 2~3일 뒤 인후통이나 기침으로 진행된다. 1일 1식의 공복 상태가 감기에 강한 몸 상태를 만들어주는 이유는 바로 체온과 면역력에 있다. 사람은 오랜 시간 배를 비우고 있으면 체온이 올라가는데 그 이유는 소화 흡수 기관들이 활동하지 않아 다량의 혈액이 몸의 다른 부분으로 이동해 대사를 활발하게 해주기 때문이다. 이렇게 체온이 올라가면 외부에서 침입한 병원균과 노폐물, 암세포 등을 먹어 없애는 백혈구가 활발히 움직이고 면역력도 높아지는데 이것이 바로 감기에 잘 걸리지 않게 해주는 '공복의 힘'이다. 간혹 감기에 걸리면 약부터 찾는 사람이 있는데 감기약은 증상이나 통증을 완화해줄 뿐, 치료제가 될 순 없다. 감기에 대항할 수 있는 것은 환자의 면역력뿐이다. 심하지 않은 감기는 굳이 약을 쓰지 않고도 휴식과 따뜻한 물만 마셔도 충분하다는 얘기다.

춥고 배고프면 몸이 스스로를 지키기 위해 내장지방을 연소시킨다는 나구모 박사의 말대로 조낙현 씨는 건강 검진에서 정상 혈압에 내장지방이 감소한 것을 직접 확인했다. 하지만 그가 1일 1식을 하면서 가장 행복을 느낀 부분은 따로 있었다. 바로 비염이 나은 것이다.

콧속 점막에 생기는 염증성 질환을 뜻하는 비염은 사람들이 가장 흔하게 겪는 코 질병으로 심해지면 눈이 자주 충혈되거나 눈물이 나고, 눈곱이 끼며 눈 밑이 검게 변하기도 한다. 비염이 심해지면 축농증이나 천식, 중이염 등으로 악화될 수 있는데, 입으로 호흡을 하기 때문에 입안이 건조해지면서 세균이 번식해 입 냄새가 심해지고 만성 피로까지 겹쳐 학업과 직장생활에도 지장을 줄 수 있다. 그렇다면 1일 1식을 실천한 조 씨가 비염을 떨쳐낼 수 있었던 이유는 무엇일까?

우선 면역체계를 들 수 있다. 전문가들에 따르면 비염에 잘 걸리지 않는 사람과 잘 걸리는 사람의 가장 두드러진 차이는 면역체계에서 나온다고 한다. 가령 1일 1식을 통해 얻은 튼튼한 면역체계는 비염 유발인자와 맞서 싸울 힘을 주는데 이 면역체계는 유산소 운동을 통해 키우는 심폐 능력으로 더 강화시킬 수 있고, 이는 다시 코 안에 고인 분비물을 쉽게 빠져나가도록 해줘 비염 예방을 돕는 것이다. 또한 몸에 좋은지 나쁜지를 두고 여전히 논란 중이긴 하지만 비염의 원인이 될 수 있는 우유와 달걀 같은 알레르기 유발 식품과 인스턴트식품을 피할 수 있는 식습관이라는 점에서도 1일 1식은 유익하다. 차라리 칼슘이 많고 점막과 신경 기능을 강화시켜주는 해조류나 생선, 채소류를 자주 섭취하면 비염을 막을 수 있으니 참고하면 좋겠다.

1일 1식과 더불어 중요한 습관 중 하나인 골든타임 수면, 즉 10시 이전에 잠자는 것 역시 부신피질 호르몬과 성장 호르몬 분비를 원활하게 해줘 몸 기능을 정상 작동하게 하므로 비염 예방에 간접적으로 도움을 줄 수 있다. 이는 때때로 위가 아파 병원에 다녔고 먼지와 비염 알레르기가 있어 잦은 처방을 받았다는 정수진 씨가 1일 1식을 시작한 이후론 한 번도 병원을 찾지 않은 이유이기도 하다.

장 건강과 간기능 등에 유익

|

1일 1식은 장 건강에도 도움을 줄 수 있다. 용지현 씨는 평소 배가 더부룩하거나 장이 자주 불편했는데 1식 생활 이후 그런 증상이 거의 없어졌다고 한다. 이는 1일 1식에 병행되는 일상적인 소식과 장에 부담을 줄 수 있는 육식의 절제, 그리고 정크푸드를 멀리하는 식습관 때문인 것 같다고 덧붙였다.

건강한 장 관리는 흡연과 음주 자제, 그리고 규칙적인 식습관을 통해 유지될 수 있다는 의학 상식에 비추어볼 때 용 씨의 경험은 많은 점을 시사한다. 실제로 불규칙한 식습관은 대장 질환을 일으키는 주범인데, 이러한 습관은 장 속에 많은 부패물질을 만들어내 장염이나 궤양 등을 일으킬 확률이 높다. 특히 장이 쉬어야 할 시간에 섭취하는 야식은 장 건강에 치명적일 수 있으므로 더 주의해야 한다. 또한 용 씨가 줄였다는 육류와 기름진 음식 섭취도 장기적으로 봤을 때 대장암의 주 원인이 된다. 해당 음식들은 대변을 장에 오래 머물게 하면서 독성물질 분비를 촉진시키는데, 이것이 반복되면 깨끗하던 대장 점막 세포가 양성 용종 또는 악성 암으로 발전할 가능성이 있다.

의학 칼럼니스트인 히가시 시게요시는 불규칙한 식사와 육류 섭취가 주원인인 변비가 계속되면 100조 개의 좋은 세균과 나쁜 세균들이 균형을 잃는다고 했다. 하루 세끼 중 한 끼라는 규칙, 설령 불가피하게 식사 때를 바꾸더라도 '하루 한 끼'라는 근본 규칙은 언제나 유효하다. 결국 제대로 지키는 1일 1식 습관은 '좋은 세균과 나쁜 세균들의 균형'을 도와 건강한 장을 유지할 수 있게 해줄 것이다.

이외에도 김재중 씨는 근래 2~3년간 높게 측정되었던 간기능과 혈압수치가 1일 1식을 한 뒤 정상으로 돌아왔고, 양승호 씨는 내장지방으로 가득 차 있던 배가 정상이 되었다. 양 씨는 이제 술을 마셔도 다음 날 멀쩡하고, 평소 기관지가 좋지 않아 매년 겨울 한두 번씩은 걸렸던 감기도 올해는 한 번도 걸리지 않았다. 김 씨의 혈압 수치는 운동이나 등산, 금주로도 낫지 않던 것이 정상 궤도에 진입했으므로 자연스레 "고혈압의 원인은 잘못된 식습관"이라고 주장한 황성수 박사를 떠올리게 한다. 황 박사는 고혈압 약은 한 번 먹으면 평생 먹어야 하는데, 이 말은 바꿔 말하면 평생 약을 먹어도 고혈압이 낫지 않는다는 말과 같다고 했다. 그러면서 그가 멀리 하라고 주문한 음식이 바로 고기, 생선, 달걀, 우유다. 그는 혈관 속에 '기름때'가 끼는 동맥경화증, 즉 고혈압의 원인을 없애기 위해선 콜레스테롤과 중성지방이 많이 든 음식들을 멀리하고 현미와 채소,

과일을 가까이하라고 주장했다. 식습관만 고치면 비용은 비용대로 고생은 고생대로 하면서 평생 고혈압(약)을 달고 살아갈 이유가 없다는 것이 황 박사가 했던 주장의 골자다. 1일 1식은 바로 그 '식습관 변경'의 한 가지 방법인 것이다.

    양승호 씨는 1일 1식을 어느 정도 진행한 뒤 그동안 잘 납부하고 있던 실손보험까지 해지하려고 했다. 건강에 자신감이 생기니 매달 내는 보험료가 아까웠던 것이다. 하지만 그는 '꾹 참고' 해지까지는 하지 않았다. "건강에 자신 있을수록 건강에 조심해야" 하기 때문이다.

20
1일 1식이
가계 재정에 도움이 되는가

현대경제연구원에서 발표한 '2013년 연초 식탁물가 급등과 서민경제 보고서'에 따르면, 지난해 3분기 저소득층의 엥겔지수(가계소비 중 식료품비가 차지하는 비율)가 23.4퍼센트로 1퍼센트가 더 높았던 지난 2004년 3분기 이후 최고를 기록했다고 한다. 벌이는 제자리걸음인데 물가는 오르고, 물가가 오르니 식비 부담도 덩달아 가중되는 일종의 악순환을 반영하는 통계다. 물론 이는 하루 세끼를 챙겨 먹는 가정을 위주로 조사된 결과일 것이다. 하루 한 끼를 먹으면 좀 다르지 않을까? 먹는 횟수도 양도 적어지니 당연히 식비도 줄어들 것 같다. 하지만 실천자들

말을 들어보니 또 마냥 그렇지만은 않았다.

1일 1식과 가계 재정

1일 1식으로 가계 재정이 절약되느냐는 물음에 응답자들은 그렇다와 아니다, 정확히 양쪽으로 갈렸다. Y 씨의 경우, 하루 한 끼라 해도 아침 사과는 유기농이나 무농약 제품으로 주문해 먹기 때문에 일단 가격이 만만치 않다. 뿐만 아니라 저녁 한 끼에 먹는 음식들 역시 유기농으로 바꾸어 엥겔지수는 오히려 높아졌다는 것이다. 그렇다. 한 끼밖에 먹지 않는데 대충 때울 순 없다. 1식을 하면 더욱 더 몸에 좋은 음식을 가려 먹어야 한다는 생각은 지극히 당연하다. 하지만 일반 식품에 비해 가격이 적잖이 비싼 유기농 식품이 과연 품질에서도 앞서는 것인지는 좀 더 살펴봐야 할 것 같다. 가령 우유를 예로 보자. 언젠가 한 소비자시민모임에서 유기농 우유와 일반 우유의 품질과 가격을 비교한 결과, 영양성분 면에서 큰 차이가 없는데도 가격이 2배 이상 비싸다는 발표를 한 적이 있다. 이에 한국유가공협회는 집유차량을 별도로 운영하는 등 생산 과정이 일반 우유와 다르기 때문에 유기농 우유와 가격에서 차이가 나는 것이라고 해명했다. 그 말은 결국 영양 면에선 일반 우유와 유기농 우유는 큰 차이가 없다는 얘기다. 국립농산물품질관리원 측도 유기농 식품이 일반 식품보다 영양가치가 높다는 객관적이고 체계적인 자료는 없다고 했는데, 단 유기농 식품은 농약을 뿌리지 않은 것이므로 화학물질에 민감하게 반응하는 사람에겐 좀 비싸더라도 모종의 값어치는 할 것이란 게 전문가들의 의견이다. 행복남 씨도 처음에는 식사 횟수가 줄어 식재료 값이 줄어드는 듯했지만 Y 씨와 같은 이유로 결과적으론 세끼를 먹던 과거와 큰 차이가 없다고 한다. 생협을 이용하는 이유가 단순히 '품질이 우수한 유기농 식품'이라면 다시 한 번 생각해볼 필요가 있어 보인다.

식비가 줄지 않은 건 최승연 씨도 마찬가지다. 한 끼 식사를 알차게 먹기 위해 좀 더 좋고 건강한 먹을거리, 즉 유기농을 고집하다 보니 식재료 양은 줄어도 비용은 줄지 않는 것이다. 하지만 1일 1식은 그에게 여유를 선물했다. 밥을 차리고 먹고 치우는 시간이 하루 세 번에서 한 번으로 줄었으니 그만큼 시간 여유가 생기는 것은 어찌 보면 자연스러운 일이다. 그는 이 시간을 이른바 자기계발에 쓰고 있다. 우쿨렐레를 배우기 시작했고, 어학 공부도 하고 있다. 그뿐만 아니라 그동안 시간이 없어 하지 못한 다양한 모임과 행사 참여는 기본이다. 이처럼 물질이 아닌 '정신적 가계부'에 도움을 주는 것도 1일 1식의 장점이라면 장점이라고 할 수 있다. 휴학생인 포포비 씨도 공부하며 점심을 밖에서 먹어야 한다는 부담감에서 벗어나 그

시간에 공부에 좀 더 집중할 수 있어 좋다고 했다. 이와 더불어 점심 식사는 그의 1식이 아니기 때문에 점심값이 절약되는 건 일종의 보너스인 셈이다.

절약보다 중요한 것

한편 1일 1식이 금전 절약에 도움을 줄 것이라는 논리 자체를 싫어하는 사람들도 있었다. 양승호 씨는 하루 한 끼만 먹으면 생활비가 줄어드는 것이 사실이긴 하겠지만, 처음부터 그런 것에 너무 초점을 맞추다 보면 부실한 영양공급으로 병치레를 할지도 모른다는 경계심이 강했다고 한다. 때문에 그는 양적으로 줄어든 소비를 질 좋은 식품과 '비싼' 간식 구매에 쓰겠다고 스스로 다짐했다. 예컨대 쌀은 현미로, 달걀은 친환경 사료를 먹은 닭이 낳은 유정란, 매 식탁에는 해산물을, 그리고 과일과 견과류도 아끼지 않고 사 먹는다. 하지만 그럼에도 양 씨의 가계부는 절약되고 있다는 사실이다. 그는 이 돈으로도 양질의 식품을 사 먹는다. 가령 과거 아침에 사 먹곤 했던 김밥과 샌드위치를 사 먹을 돈, 그리고 저녁이나 주말에 치킨과 피자 시켜 먹을 돈으로 몸에 좋은 것들을 하나둘 사서 1식을 할 때 같이 먹거나 간식으로 먹는 재미가 쏠쏠하다는 것이다. 그는

1일 1식의 좋은 점을 "없으면 없는 대로 있으면 있는 대로 할 수 있다는 것"이라고 했다. 자기 형편에 맞게 누구나 실천할 수 있기 때문에 좋다는 얘기다.

1일 1식으로 식비가 주는 건 틀림없는 사실이다. 앞선 실천자들도 비싼 유기농 식품을 선호하지 않았다면 기존에 비해 지갑은 확실히 좀 더 두둑해졌을 것이다. 용지현 씨는 과거 점심 식사를 늘 회사 근처 식당에서 먹었는데 1일 1식 생활을 하며 더 이상 먹지 않게 되면서 10만 원 이상이 절약된다고 한다. 그 외에도 피자, 중국 음식 등 배달음식을 시켜 먹는 일이 줄었고, 육류 위주 식사도 채식 위주로 바뀌어 '경제적 효과'가 꽤 크다는 것이 그의 주장이다. '대식가'였던 켄신짱 씨도 예전에 즐겨 먹었던 통닭과 라면, 족발만 안 먹어도 15만 원 이상이 줄고, 여기에 쌀과 반찬도 적게 먹으니 만약 식구 모두가 1일 1식을 하면 가계 재정에 큰 도움이 될 것이라 확신했다.

돈이 여유가 생기면 마음의 여유도 가져와 멀게는 힘들게 사는 타인들을, 가까이는 평소 챙겨주지 못한 가족을 둘러보게 된다. 이혜미 씨의 경우, 점심 식사를 하지 않아 남는 식비로 적금을 더 넣고 밥을 굶는 아이들을 위한 기부도 시작했다. 1일 1식의 간접적 사회복지 효과라 할 수 있지 않을까. 이와 같이 바뀐 식생활은 이혜미 씨에게 저축과 기부라는 일석이조의 만족을 안겨주었다. 김재중 씨도 1일 1식을 하면서 줄어든 점심 식사비와 외식비로 "두 아이들 돼지(저금통)"를 배불리고 있다며 좋아했다. 김 씨는 이런 식으로 매달 모아 내년 초에는 가까운 곳으로 해외여행이라도 나갈 예정이라고 했는데 바로 1일 1식의 간접적 가정복지 효과라고 하겠다.

큰걸음 씨는 언젠가 '1일 1식은 우리 사회를 어떤 모습으로 바꿔 놓을까'라는 자신의 칼럼에서 이 글의 주제와 관련해 정확한 예측을 한 바 있다. 그는 먹는 사람이나 차리는 사람이나 최소 30분 정도가 걸릴 아침 식사와 보통 1시간이 주어지는 점심시간의 부담에서 벗어나 약간의 자유를 맛보게 될 것이라고 했다. 이는 1일 1식으로 생활의 여유를 찾은 최승연 씨의 입장을 간접 대변했고, 식비가 줄어든 대신 하루 한 끼와 간식을 고급화하려는 경향이 나타날 것임을 예견해 유기농 식품을 애용하는 다수 실천자들의 모습을 미리 그려냈다.

절약은 꼭 돈이라는 물질에만 해당하는 것은 아니다. 좀 더 좋은 먹을거리로 몸을 아끼고 없던 여유를 찾아 마음을 편히 쉬게 하거나 주위를 돌보는 것도 1일 1식으로 얻을 수 있는 의미 있는 '절약'임을 잊지 말아야겠다.

21

1일 1식이 가져올
세상의 변화

"전 세계 이산화탄소 발생량의 51퍼센트 이상이 축산업에서 발생한다고 합니다. 전 세계 자동차나 공장보다 더 많은 이산화탄소를 발생시키는 것이죠. 1일 1식을 하면 그만큼 불필요한 음식 섭취가 줄기 때문에 공장식 축산도 줄고, 지구환경에 큰 도움이 된다고 확신합니다." (용지현 씨)

대한민국에서 하루 버려지는 음식물쓰레기 양은 8톤 트럭 1,880대분이라고 한다. 그렇게 한 해 동안 버려지는 음식물쓰레기가 무려 8조 원치며, 그 처리 비용만 1조 원에 달한다. 게다가 짜고 잘 부패하는 우리나라 음식물은 재활용도 미약할뿐더러 올해부터는 해양투기 감축을 위한 런던협약에 따라 바다에 음식물 폐수를 버리는 행위도 전면 금지된다. 따라서 국물 음식이 많은 한국의 음식물쓰레기 처리 비용은 더욱 치솟을 전망이다.

그렇다면 적게 먹는 1일 1식이 음식물쓰레기를 줄여 지구환경을 지키는 데도 도움을 줄 수 있을까? 실제로 비슷한 생각을 한 사람이 있다. 세계적인 심리학자인 앤서니 라빈스는 언젠가 "오늘 저녁 식단에 무엇을 올릴 것인가 하는 결정"이 삶의 질을 형성하는 일련의 사건과 행동의 출발점이라고 말했다. 이것은 '지구인'이라면 누구나 고민해볼 만한, 아니 반드시 고민해야만 하는 중요한 화두일 것이다. 우리는 '1일 1식'이라는 양념을 섞어 응답자들의 반응을 토대로 이에 대해 생각해보는 시간을 가져볼 것이다. 과연 1일 1식은 지구를 지키는 데 도움이 될까?

지구 환경에 도움이 되는가

대부분 "1일 1식이 지구를 살린다"는 가정에 긍정적인 반응을 보였지만 일부 응답자들은 "오버다", "무리가 있는 주장"이라 답하기도 했다. 가령 1일 1식을 하면서 외식을 줄이게 됐다는 정수진 씨는 외식을 줄이면 음식물쓰레기가 줄고, 그런 맥락에서 1일 1식이 환경을 살린다는 것에는 어느 정도 공감을 했다. 하지만 그는 3식을 하더라도 음식물쓰레기를 배출하지 않으면 그 역시 환경을 살리는 일이 되므로 꼭 1일 1식만이 음식물쓰레기를 줄일 수 있고 나아가 지구를 살리고 환경을 살린다는 주장에는 살짝 거리를 두는 모습이었다.

"현대인들은 쓸데없이 너무 많은 양을 섭취하고 있습니다. 푸짐하게 차리고 남기면 다 먹으려 꾸역꾸역 입에 넣든지, 아니면 음식물쓰레기로 버립니다. 지구 반대편에서는 식량 결핍으로 죽어가는 데 이곳에선 식량 포화로 죽어갑니다. 전 1일 1식 식습관이 지구를, 그리고 인간을 살리는 길이라고 믿습니다." (최승연 씨)

정수진 씨의 말도 틀린 말은 아니다. 일리가 있다. 중요한 건 그동안 한국인들은 그렇게 해오지 못했고 지금도 못하고 있다는 것이다. 이는 앞서 언급한 통계만 봐도 알 수 있는 사실이다. 1일 1식이 음식물쓰레기를 줄일 수 있다는 주장에는 먹는 횟수와 음식량의 감소라는 핵심 전제가 있다. 최승연 씨와 같이 한국인(또는 현대인)들은 너무 많이 먹는다고 생각하는 하현의달 씨는 1일 1식을 하다 보면 바른 먹을거리를 찾게 되고 그러다 보면 가공된 것이 아닌 자연이 키운 먹을거리를 그야말로 자연스럽게 사게 된다고 말한다. 그리고 적게 먹는 만큼 식료품도 적게 사게 되고, 하루 한 끼인 만큼 음식을 남기는 일도 거의 없어 음식물쓰레기량이 자연히 줄게 되는 것이다. 과일이나 채소도 껍질째 먹을 수 있는 것은 씨 정도만 빼고 남김없이 먹으니 두말이 필요 없겠다. 대략 한 사람의 경험담만으로도 이 정도 수준의 '음식물쓰레기 감소 현장'을 우리는 목격할 수 있다.

이 질문을 받고 처음으로 진지하게 고민해봤다는 양승호 씨 역시 개인 건강이나 다이어트를 위해 1일 1식을 선택하는 사람들에게 '지구 환경'이라는 거시적 타이틀은 당황스러운 주제일 수 있지만, 스스로 1일 1식을 하면서 느낀 것은 역시 사람 몸에는 자연에 가까운 음식이 가장 좋다는 것이었다. 게다가 적게 먹기 때문에 더욱 양질의 음식을 찾는, 그렇게 1일 1식을 제대로 실천하는 사람들이 꾸준히 늘어난다면 생산자들도 다수 소비자들의 기호에 맞춰 가공식품 생산을 줄이게 될 것이고 나아가 지구 환경을 보존하는 데도 도움이 될 것이라는 얘기였다.

1일 1식은 아침, 점심, 저녁 중 단 한 번이라는 시간 규칙, 그리고 영양 부족을 피하기 위한 계획성 있는 식단 마련이 필수다. 이는 결과적으로 음식 찌꺼기를 줄이는 바탕이 된다. 남는 음식을 체계적으로 분리해 처리하는 것도 중요하지만 아예 시작부터 음식 자체를 남기지 않는 생활습관을 몸에 배게 하는 것이 더 중요하지 않을까? 원인이 있으면 항상 결과가 있게 마련이다. '남은 음식'이라는 원인이 없다면 음식쓰레기도 없고 그로 인한 환경오염도 없다. 1일 1식은 그것을 부분적으로 가능케 해줄 수 있다는 점에서 중요한 친환경 의식이자 습관인 것이다.

자연을 거스르는 행위들

"육식을 자제하고 채식위주 생활을 하면 소나 돼지, 닭 등을 기르기 위해 소비되는 물과 파괴되는 자연, 그리고 각종 축산폐기물 발생이 줄어들어 환경을 보호하는 데 일조할 것이라고 생각합니다." (조낙현 씨)

지구상에 있는 13억 마리 소들을 비롯해 여타 가축들이 지구에서 생산되는 곡물의 3분의 1을 먹어치운다는 사실은 과히 충격적이다. 미국인들이 육류 섭취를 10퍼센트만 줄여도 가축들이 먹을 곡물들로 사람 6,000만 명을 먹여 살릴 수 있다는 사실은 또 어떤가. 그뿐만이 아니다. 송아지 한 마리를 키우려면 미국 구축함 한

대를 띄울 만큼의 물이 필요하고, 450그램의 쇠고기를 생산하기 위해서는 약 7킬로그램의 곡물과 1만 리터의 물이 필요하다는 사실까지 포함되면 이는 정말 놀라운 수준이다. 바로 22명이 먹을 수 있는 1,350킬로그램의 콩과 옥수수가 단 한 명이 먹을 수 있는 고기와 우유가 되는 순간이다. 중요한 건 조낙현 씨의 이야기처럼 가축을 키우려고 삼림을 벌채해 만든 목초지와 경작지에서 쏟아져 나오는 각종 폐기물과 투입되는 에너지의 양이 어마어마하다는 사실이다. 1일 1식 식단에서 육류가 계속 '뜨거운 감자'인 것은 이처럼 몸속에서의 부작용뿐만 아니라 지구 환경에 직접 해를 끼친다는 사실 때문이다.

"닭이 원래 알을 많이 낳았을까요?"

1일 1식을 하면 집단 농장들이 줄어 지구를 살리는 데 당연히 일조할 것이라고 한 행복남 씨의 진화생물학적 물음이다. 그는 가축의 집단사육을 식욕 충족을 위해 인간이 임의로 만든 것이라고 단언한다. 닭은 원래 알을 많이 낳지 않았다. 그것은 알을 많이 낳는 닭들만 인간이 선별해 사육하게 된 것이 계기가 되어 정착된 것이다.

"결국 인간은 자연을 거스르고, 거부하고 있다고 보는 것이 맞을 것입니다."

행복남 씨는 착잡한 심정으로 말했다.

앤서니 라빈스에 따르면 미국이 가축 생산을 위해 들이는 원료

비율은 전체 에너지 소비의 3분의 1을 차지하고, 쇠고기 1파운드를 생산하는 데 필요한 화석연료는 콩에서 같은 양의 단백질을 생산하는 데 필요한 연료의 약 39배에 달한다고 한다. 또한 미국이 쇠고기 소비를 50퍼센트 줄인다면 원유수입 의존도를 줄일뿐더러 원자력 의존도에서도 완전히 벗어날 수 있다고 그는 주장했다. 1일 1식 식습관이 육식을 멀리 하게 해준다면 어떤 경제적, 환경적 효과를 볼 수 있을지 짐작할 수 있는 부분이다.

인간이 자연을 거스르고 있다는 행복남 씨의 지적은 비닐하우스 과일 재배에도 적용된다. 가령 제철이 아닌 '때깔 좋은' 과일을 억지로 길러내기 위해서는 농약과 화학 비료를 불가피하게 사용할 수밖에 없고, 일정한 비닐하우스 온도 유지를 위해서는 많은 연료를 필요로 하게 된다. 1일 1식을 하면서 제철 과일만 착실히 먹어줘도 이러한 환경오염물질 배출과 에너지 낭비를 부분적으로나마 막아낼 수 있는 것이다.

그 외 1일 1식 생활은 일찍 잠자리에 들게 하므로 전기 절약을, 또 많이 걷게 하므로 자동차 연료비 절약에도 기여할 수 있을 것이다. 50대우주인 씨의 경우처럼 정신적인 안정을 찾을 수도 있는데, 그는 육식을 자제하는 1일 1식 실천 이후 투쟁심이 줄어들고 침착해진 자신을 발견했다고 한다. 켄신짱 씨는 이를 좀 더 구체화시켜 아예 "지구인 전체가 1일 1식을 한다면 전쟁이 없어질 것"이라고 했다. 공복과 채식 위주의 식단을 가까이 하는 사람들은 으레 순해지므로 싸울 일이 없을 거라는 얘기다. 이 정도면 '지구를 지키는 1일 1식'이라는 가정을 마냥 '오버'라고만 할 순 없지 않을까?

4

1일 1식,
위기를 극복하다

1일 1식 때 나타나는 명현현상

1일 1식에 얽매이지 마라

1일 1식으로 줄어든 식탐

회식 자리를 즐기는 방법

피할 수 없다면 차라리 즐겨라

간식으로 공복의 허기를 달래다

먹는 즐거움이 있다면 배고픈 즐거움도 있다

22
1일 1식 때 나타나는 명현현상

비온 뒤에 땅이 굳는 법이다. 1일 1식이 체질에 맞고 또 그것이 건강한 생활에 밑거름이 되어준다 하더라도 처음부터 모두에게 최적일 수는 없다. 명현현상이란 아파서 균형을 잃었던 몸이 정상이 되는 과정에서 겪는 반응으로, 한의학에서는 이를 호전반응이라고 한다. 가령 커피 같은 중독성 식품을 끊었을 때 나타나는 금단증상 같은 것이 이에 해당되는데, 예부터 "명현이 없으면 병이 낫지 않는다"라고 했을 정도로 이 현상은 몸에 나쁜 습관이나 식품을 끊은 뒤 자연스럽게 일어나는 생화학적 치료 과정으로 매우 중요한 개념이라고 할 수 있다.

따라서 대부분의 한국인들에게 1일 1식은 1일 3식에 대한 금단 증상을 불러올 만한 식습관인 셈이다. 바꿔 말하면 1일 1식에 반대하는 사람들은 결국 당장 불편한 금단증상을 겪기 싫어하는 사람들로, 그들에겐 1일 1식의 장점이 그저 배부른 이들의 뜬구름 잡는 소리로만 들리는 것이다.

두통, 현기증, 그리고 두드러기

"1일 1식을 시작하고 한 달 후 두통이 일주일간 지속되었고 그 후로는 두통이 완전히 사라졌습니다." (박선진 씨)

"초반에 머리가 띵 하는 현상이 있었으나 일주일이 지나면 없어집니다. 오히려 머리가 맑아지죠." (코모보 씨)

1일 1식 중인 실천자들이 가장 많이, 또 자주 호소하는 증상이 바로 두통이다. 전 세계 80퍼센트 이상 사람들, 그중에서도 20퍼센트의 성인들을 특히 고생시킨다는 두통은 알려진 원인만 해도 무려 300가지에 달한다. 우리가 주목할 만한 것은 6시간 이상 음식을 섭취하지 않는 것이 두통의 큰 원인 중 하나라는 사실이다. 이는 오래 음식을 섭취하지 않아 혈당이 떨어지고 뇌로 혈당을 공급하는 혈관이 수축되면서 급기야 혈관주변 말초신경을 자극하고 움츠렸던 혈관은 다시 팽창하기 때문이다. 평소 고칼로리 음식을 많이 먹는 이른바 '미국식 식사'를 하는 사람들의 경우에도 한두 끼 식사를 거르면 두통을 겪는다고 하는데, 이때 겪는 두통은 기름진 식사로 인해 부담스러웠던 내장 시스템이 치료되고 있는 신호라고 한다. 전문가들에 따르면, 결국 덜 먹어 생기는 두통은 몸속 세포에 쌓여 있던 독소와 노폐물을 걸러내고 해독하기 시작했다는 징후이다. 따라서 1일 1식을 하는 사람들 대부분에게 두통은 어쩔 수 없이 겪어야 하는 전형적인 명현현상인 것이다.

참고로 두통을 없애는 가장 효과적인 방법으로는 스트레칭과 유산소 운동이 있다. 특히 유산소 운동은 뇌에 충분한 산소를 공급하고 뇌 혈액순환을 원활하게 해주고 스트레스 해소에도 도움이 되므로 앞서 소개한 걷기와 공복산행은 여러모로 좋은 '생활 속 운동'인 셈이다. 한편, 두통을 악화시킬 수 있는 음식에는 짜장면과 초콜릿, 각종 유제품과 커피 등이 있다. 현기증을 동반하는 두통에는 은행이 좋다고 한다.

인터뷰 응답자들 중에는 두통 못지않게 현기증 증상을 겪는 이들도 많았는데 홍미진 씨도 그중 한 명이었다. 그는 1일 1식을 시작하고 3주가 지날 때까지 두통과 현기증을 번갈아 경험했는데, 아침과 점심을 모두 굶었을 때 오후 시간대 혹은 다음 날 아침 두통이 네다섯 차례 있었다고 한다. 이후 홍 씨는 무리해서 먹지 않는 것보단 소식을 원칙으로 삼았다. 하루 먹는 양을 1식 또는 1.5식에서 적절히 조절하여 지금은 현기증 증상이 완전히 사라진 상태다.

1일 1식을 하면서 발생하는 현기증은 신체기관으로 따지면 심장과 관련이 있고 명현반응의 증상별 분류로 치면 이완반응에 속한다. 명현반응은 크게 이완반응, 과민반응, 그리고 배설작용으로 나뉘는데, 1일 3식으로 지친 장기가 원래 기능을 회복하면서 기운이 없거나 어지럽고, 때에 따라선 무기력감도 동반할 수 있는 단계가 바로 이완반응이다. 홍미진 씨는 바로 이 이완반응을 3주간 겪었던 것으로 보인다. 과민반응은 장기 손상 등이 급성으로 악화되었다 4~5일 만에 정상으로 되돌아오는 증상이며, 배설작용은 몸속 노폐물과 독소, 중금속 등이 땀으로 빠져나오는 단계이다. 이때 나타나는 증상으로는 눈곱, 여드름, 습진, 피부발진 등이 있다.

"팔에 이틀 정도 두드러기가 난 적도 있습니다." (박선진 씨)

"다리와 팔에 가벼운 두드러기가 하루 정도 있다가 사라졌습니다." (고운하늘 씨)

1일 1식 명현현상의 세 가지 주요 반응들 중 마지막 배설작용에 해당하는 두드러기는 병든 세포가 새살같이 건강해지는 명현현상이라고 전문가들은 얘기한다. 두드러기는 약 15~20퍼센트 사람이 살면서 한 번은 경험하는 피부질환으로, 현대의학에서는 몸 안팎의 어떤 자극으로 인해 나타나는 피부 과민반응이라고 정의 내린다. 두드러기의 대표 증상으로는 피부가 가렵고 부어오르거나 따가운 것이 있다. 두드러기는 보통 갑자기 나타났다 사라짐을 반복하는 것이 특징인데 저녁과 밤사이 특별한 이유 없이 심해지는 경우가 많다고 한다.

수족 냉증과 발열

1일 1식은 체온에도 관여한다. 행복남 씨는 '인간 난로'라 불릴 정도로 평소 손발이 매우 따뜻한 편이었다. 하지만 1일 1식을 시작한 뒤부터 손발이 급속히 차가워졌다. 때문에 유난히 추웠던 지난겨울이 그에겐 남들보다 좀 더 힘들었던 시기로 기억된다. 가령 지난 1월, 그는 '산천어 축제'에 갔다가 발이 너무 차 동상에 걸린 것으로 착각하기도 했고, 때로는 아예 구두를 신을 수조차 없었던 적도 있었다고 한다.

손과 발이 차지는 수족냉증은 보통 말초혈관 수축이 부르는 혈액순환장애가 원인인 경우가 많다. 1일 1식과 관련해 보자면 행복남 씨는 교감신경 기능이 지나치게 증가해 손발이 차졌을 가능성이 높다. 나구모 박사가 아침을 거르라고 한 가장 큰 이유도 식사 후엔 부교감신경이 활발해져 오전 시간 업무 또는 공부를 능률적으로 할 수 없기 때문이라고 했다. 사람 몸의 신경계는 근육과 운동기능을 담당하는 운동신경과 감각을 담당하는 감각신경, 그리고 심혈관계와 소화기계를 관장하는 자율신경으로 나뉜다. 여기서 자율신경계는 항상 교감신경과 부교감신경의 균형으로 정상을 유지하는데 수족냉증은 교감신경의 기능이 지나치게 증가해 나타나는 증상인 것이다. 교감신경 기능이 증가했을 때 사람에 따라선 심장이 빨리 뛰고 땀이 많이 나며, 소화불량까지 생길 수 있다. 1일 1식 중 이와 비슷한 증상이 나타나면 전문의와 상담하는 것이 좋다.

　1일 1식 명현반응이 아닌 수족냉증의 다른 원인들에는 출산과 폐경 같은 호르몬 변화, 스트레스 등 정신적 긴장 등이 있는데, 40~50대 여성들에게서 수족냉증이 특히 많이 나타나는 이유이기도 하다.

　이와 반대로 하현의달 씨처럼 발열 현상을 경험한 사람도 있었다. 그는 1일 1식을 시작하고 2주째에 접어들면서 온몸에서 열이 나고 몸이 가라앉는 기분을 느꼈다고 한다. 그런데 공복산행을 통해서 반전이 찾아왔다. "몸이 하는 말을 모두 들어주면 안 된다"는 한 의사의 말을 떠올린 그는 더 쉬고 싶어 하는 몸을 이끌고 공복산행을 감행했다. '계속 침대에 들어가 눕자'며 앓았던 몸은 산 중턱에 오르자 언제 그랬냐는 듯 괜찮아진 것이다. 가끔은 나태해지려는 스스로의 몸에 순응하면서 실천하고 있다. 하현의달 씨는 1일 1식을 해나갈 평생 동안 발열은 계속 겪을 수밖에 없는 증상이 아니겠느냐고 말한다.

사람의 체온은 37도가 넘어가면 '발열'이라고 한다. 흔히 음식을 많이 먹으면 몸에서 열이 나는 것으로 아는 경우가 많은데 사실은 그 반대다. 발열은 적게 먹어야 발생한다. 사람이 음식을 많이 먹으면 소화를 위한 혈액은 위장으로 집중되고 열 생산량이 많은 근육과 간, 뇌로는 상대적으로 적게 흘러 들어간다. 때문에 대사가 느려지고 체온이 떨어지게 된다. 이시하라 유미 박사는 언젠가 자신이 직접 경영하는 단식원생들 100명을 대상으로 단식 전·중·후로 나눠 체온을 재본 결과, 단식을 하고 있거나 단식을 끝낸 사람들의 체온이 단식을 하기 전의 사람들보다 0.3~0.5도가 높았다고 했다. 그는 체온이 1도 떨어지면 면역력은 30퍼센트 약해지고 반대의 경우엔 면역력이 5배 강해져 병원균의 증식을 막을 수 있다며, 체온을 따뜻하게 유지하고 면역력만 키워도 암, 고혈압, 당뇨, 우울증, 비만 같은 질병들을 충분히 예방할 수 있다고 강조해왔다.

비에르라는 의학자도 발열은 "감염증을 치료하는 원동력"이라 했으며, 히포크라테스 역시 수술로 고칠 수 없는 병은 열로, 열로도 안 되는 병은 영원히 고칠 수 없다고 했다.

생리불순

혹시 1일 1식 이후 생리불순을 겪은 여성분들은 없는지 모르겠다. 이민희 씨의 경우 다른 명현현상은 겪지 않았지만 1일 1식을 시작하고 한 달이 지나 평소에 비해 생리 기간이 두 배로 길어졌다고 한다. 물론 그 달에만 오래간 것이긴 했지만 이 역시 1일 1식에 따른 명현현상이 아닌지, 생각하고 있었다. 실제로 40일이 넘던 그의 생리주기는 다시 한 달이 지나고 정확히 30일로 고쳐졌다.

생리의 일정한 주기는 에스트로겐, 프로게스테론, 프로스타글란딘 같은 호르몬 작용이 몸속에서 생기기 때문인데 보통 건강한 여성의 생리 주기는 28~31일이다. 생리불순의 원인은 다양한데 호르몬의 불균형, 자궁 염증, 스트레스, 과로, 다이어트, 구부정한 자세 등이 주원인으로 꼽힌다. 여기에서 우리가 주목할 것은 바로 다이어트다. 실제 무리한 다이어트는 난소와 자궁에 충분한 영양을 주지 못하기 때문에 자궁이 약해져 생리불순이 생길 수 있다고 한다.

또한 다이어트로 체중을 지나치게 줄인 마른 체형도 여성호르몬인 에스트로겐과 프로게스테론 분비에 이상을 가져와 월경 주기에 악영향을 미칠 수 있다고 전문가들은 경고하고 있다. 때문에 아무리 살을 빼기 위해 1일 1식을 시작했다 해도 수시로 본인의 영양 섭취 상태를 점검해야 하고, 무리한 몸무게 감량은 다른 질병을 일으킬 수 있으므로 주의해야 한다. 그 외 1일 1식과 연관된 생리불순의 원인으론 인스턴트음식 섭취와 불규칙한 식습관이 있다. 선천적으로 자궁이 약하거나 자궁, 난소에 원인 질환이 있는 경우, 그리고 뇌하수체 등 내분비 질환이나 인슐린 기능 문제로 인한 당대사장애도 생리불순의 주요 원인들이므로 체크해두면 좋겠다.

명현현상은 병이 낫기 위한 단기적 반응이다. 1일 1식으로 치면 그것은 1일 3식이라는 과잉의 식사법에서 벗어난 몸의 호전반응이 될 것이다. 증상이 지나치게 심하거나 오래 간다면 전문의와 상담을 해야겠지만 금방 가라앉는다면 몸이 공복에 적응하고 공복으로 안정되고 있다는 뜻으로 받아들이면 될 것이다. 공복을 해독증상으로 받아들이느냐, 불쾌한 배고픔으로 받아들이느냐에 따라 삶의 질이 달라질 것이다.

23

1일 1식에 얽매이지 마라

《탈무드》를 보면 "음식을 대수롭지 않게 생각하는 사람은 배고프지 않다"는 말이 나온다. 하지만 파브르는 "창자가 세계를 지배한다"고 했다. 사람은 '먹고 살기 위해' 산다. 먹는 것을 빼고 인간의 삶, 그 삶들을 담는 세상을 논할 수는 없는 것이다.

그런 면에서 1일 1식은 1일 3식을 하는 사람들의 눈에 '미친 짓'으로 보일 법도 하다. 다 잘 먹고 잘 살자고 하는 건데 굳이 무리해가며 먹는 양을 줄이고 먹는 횟수를 줄일 필요가 있단 말인가. 1일 1식이 국내에 본격 소개되기 전부터 하루 한 끼를 실천해온 이들을 제외한 대부분의 사람들은 실천 중 위기를 겪게 마련이다. 나구모 박사는 "다음에 배가 꼬르륵 울릴 때까지 기다린다"는 원칙으로 몸을 '초기화'시켜 다시 계속하면 된다고 했지만, 삼시 세끼가 몸에 밴 사람들에게 그것은 말처럼 쉬운 일이 아니다.

 1일 1식은 체질에만 맞으면 평생 건강 습관이 될 수 있다. 당장 며칠, 몇 주 안에 어떤 효과를 바랄 수도 없거니와 그래서도 안 된다. 습관이란 하루아침에 몸에 붙는 것이 아닌 만큼 서서히 조금씩 체득해나가려는 지혜가 필요하다. 여기서 지혜는 인내와 같은 말이다. 1일 1식으로 식생활을 바꾼 포포비 씨는 사실 지난 124일 중 2식을 한 날도, 3식을 한 날도 있다. 물론 야식에 무너진 날도 있었다. 1일 1식을 철저히 지키는 사람들의 눈엔 그의 이런 모습이 '실패'로 보이겠지만 중요한 건 23년간 손 놓고 있었던 음식에 대한 절제력이 그 실패들을 거름 삼아 조금씩 뿌리내리고 있다는 사실이다. 한두 끼 더 먹어 벌어진 실패는 부분적인 것이고 하루 한 끼 먹자는 의지는 그의 평생 철학이 되어가고 있는 것이다. 오히려 몇 차례 실패했다고 다시 시작하지 못하는 마음이 진짜 실패라고 말한다.

 이와 관련한 정희연 씨의 비유가 재미있다. 그는 1일 1식은 학창 시절 문제집 보듯 앞부분만 까맣게 하면 안 된다고 한다. '초기화'는 이미 경험해본 최초로 돌아가는 것이 아닌, 실패했더라도 아직 경험해보지 않은 지금 이 자리에서 다시 하는 것이다. 과거 우리는 문제집 한 권을 그렇게 다 볼 수 있었다.

    나구모 박사뿐만 아니라 전문가들은 하나 같이 성장기 어린이, 임산부, 환자, 폐경 전 여성, 육체노동에 종사하는 사람은 1일 1식을 피할 것을 분명히 했다. 그렇다면 1일 1식을 하던 중에 아픈 사람은 어떻게 해야 할까? 여기 한 사례가 있다.

1일 1식보다 중요한 것

    양승호 씨는 1일 1식을 시작한 지 2주일을 넘긴 어느 날 과일을 급하게 먹다 체하고 말았다. 증상은 몸살과 물변이 나오는 데까지 번졌는데 당시 그는 1일 1식으로 큰 병에 걸리는 것 아닌가 걱정했다고 한다. 어쨌든 당장 얻은 병은 나아야겠기에 양 씨는 하루 동안 1일 1식을 끊고 세끼 미음과 숙면을 취했더니 다음 날 거짓말처럼 자리를 털고 일어났다. 하지만 1일 1식에 대한 위기의식은 계속 이어져 고민하게 되었고, 결국 52일 공복프로젝트를 마친 뒤 다시 고민해보기로 결정했다. 양 씨의 말에 따르면 그날 아팠던 이유는 하루 세끼를 먹다 갑자기 하루 한 끼로 바꾸었더니 장이 지나치게 예민해진 것이라고 했다. 그래서 이후부턴 음식을 꼭꼭 씹어 먹게 되었고, 앓아누었던 경험이 오히려 1일 1식을 진행하는 데 큰 힘이 되어주었다.

    나구모 박사는 어느 인터뷰에서 공복 유지는 자신의 몸과 대화하는 것이라며 '1일 1식'에 너무 얽매이지 말라고 했다. 양승호 씨 역시 1일 1식은 반드시 하루 한 끼만 먹자는 것이 아니므로 본인의 체질과 환경에 맞는 최적의 식생활을 만들어가는 과정으로 받아들이고 마음 편히 하길 권한다. 자신처럼 일단 '이를 악물고' 52일간 해본 뒤 식습관 틀을 짜보라는 것이다. 이는 결국 마음껏 먹으면서 건강과 다이어트를 함께 잡는다는 모토를 내건 '간헐적 단식'과 철학을 같이 한다.

    식탐이라는 강력한 유혹 앞에서 1식 습관이 무너지려 할 때 자신에게 하는 동기부여는 상황을 반전시키는 결정적 계기가 될 수 있다. 가령 자신이 먹은 것을 사진으로 찍어 일지를 쓰면 현재 자신의 식습관 또는 생활습관을 돌아볼 수 있는 좋은 기회가 된다.

    공복감을 느낄 때마다 위기라는 정성민 씨는 실제 '폰카 인증'과 더불어 몸의 변화나 느낌, 한 끼의 구성 등을 기록했더니 1일 1식을 이어가는 데 큰 도움이 되었다고 했다. 그는 또 하나의 위기 극복 방법으로《1일 1식》을 여러 번 읽으며 상기하는 것도 좋은 방법이라며 권했다. 이 방법은 흔들릴 때마다 가방에 넣어 다니는《1일 1식》을 보며 마음을 다잡았다는 유니맘 씨와 겹치는 부분이기도 하다. 정 씨는 그 외에도 1일 1식을 하면서 무엇을 먹을지 메뉴를 찾아보거나 공부하는 것, 과자 같은 경우 삼키지 않고 씹다가 뱉어내는 것 등도 좋은 방법이라고 했다.

타인과의 정보 공유를 통한 동기부여도 1일 1식의 위기를 극복하는 데 좋은 방법이 될 수 있다. 요즘 사람들은 '페친'과 '트친' 같은 카페 회원이나 취향이 비슷한 블로거 등 온라인 상에서 사귄 지인들과 자신의 고민, 일상, 사유를 공유하려는 경향이 강하다.

그날 먹은 음식 종류와 몸무게를 하루도 빠지지 않고 체크한 뒤 그것을 다시 보며 느슨해진 끈을 다시 잡았다는 홍미진 씨는 '그래도 안 될 때' 1일 1식 공식 카페로 향한다고 했다. 그곳에 자신의 '잘못'을 고해성사하듯 올려 질타와 격려를 받거나 다른 회원들의 글을 보며 다시 마음을 다잡은 것이다. 시간 가는 줄 모르고 카페에서 정보 수집과 질문, 그리고 일지까지 올려 성취감을 느꼈다는 이혜미 씨도 하루 동안 먹은 음식을 통해 반성과 다짐을 할 수 있었다며 카페에 올린 '하루 식단 일지'를 강조했다. 약속이란 이처럼 나 자신뿐만 아니라 타인과 할 때 적당한 긴장감을 줘 잘 지켜지는 것인지도 모른다.

할 수 있다고 생각하느냐와 할 수 없다고 생각하느냐에 따라 결과는 달라진다. 1일 1식의 성패 역시 해내겠다는 본인의 의지, 그리고 한 번 실패했더라도 다시 하면 된다는 긍정의 마음가짐에 달려 있다. 혹자의 말처럼 누가 강제하지 않을뿐더러, 실행하는 데 돈도

들지 않으니 이것만큼 좋은 건강 습관이 어디 있을까. 위기는 극복하기 위해 있는 것이다. 물론 극복 뒤에 오는 것은 성취감과 자기만족이라는 무한의 희열이다.

1일 1식으로
줄어든 식탐

　　　　　　　동물 중에 인간만이 유일하게 과식을 한다는 사실은 흥미롭다. 조엘 펄먼 박사의 말에 따르면 과식은 생리적으로 칼로리를 필요로 할 때가 아닌, 소화가 끝날 때마다 발생하는 '해로운 배고픔'에 대한 적극적 반응이다. 서울대 식품영양학과 연구팀의 한 조사 결과에 따르면, 한국인들은 뷔페에 가면 67퍼센트가 과식하는 것으로 나타났는데, 사람들은 포만감을 느끼면서도 평균 네 접시 반을 먹는다고 한다. 이처럼 포만감을 넘어서는 지점까지 배불리 먹어야 "먹은 것 같다"고 느끼는 사람들이 공복을 불쾌하게 느끼는 것도 결국 그러한 '식사의 독성'에 중독되었기 때문이다.

  과식은 쾌변과 비만을 가로막는 주범인데다 위장과 심장, 간과 췌장, 그리고 신장을 피로하게 만드는 주원인이 될 수도 있다. 특히 과식 뒤 쏟아지는 졸음은 '간의 비명 소리'라고 전문가들은 따로 조언하고 있다. 이는 과식하는 사람들이 끈기가 없고 성격이 예민해지는 이유이기도 하다.

과식에 대한 입장들

  고운하늘 씨는 1일 1식을 시작하고 어느 정도 시간이 지난 뒤에는 먹는 양이 저절로 줄어들기 때문에 과식 걱정 없이 자신이 먹고 싶은 만큼 먹어도 된다는 입장이다. 과거 그는 불쾌한 기분이 들 정도로 과식한 적이 있는데 당시 백태를 동반한 입 냄새와 두통, 그리고 무거운 몸으로 인해 아침에 일찍 일어나지 못했다고 한다. 우울했던 과식의 기억. 이후 '이렇게 먹지 말아야지' 생각만 해오던 것이 1일 1식을 통해 행동으로 실천된 경우가 바로 고운하늘 씨 사례다.

  과식의 대표 증상인 소화불량은 실제 두통과 밀접한 관련이 있다. 가령 과식 후 소화불량이 잦을 경우, 혈액이 위장 쪽으로 몰려 상대적으로 뇌혈류 순환이 빈약해지고 급기야 졸리거나 머리가 아프게 된다. 두통의 경우 과식 외 흡연과 운동 부족도 그 원인으로 자주 언급된다. 미국 신시내티 대학교의 한 교수는 13~18세 청소년 5,000여 명의 두통 여부와 흡연 여부, 그들의 건강기록 등을 조사 분석해 앞서 말한 부정적 생활습관 세 가지를 모두 갖고 있는 청소년이 그렇지 않은 아이들에 비해 두통을 앓을 확률이 3.4배 더 높다는 것을 밝혀냈다. 특히 주목해야 할 것은 과체중인 10대가 그렇지 않은 10대보다 두통을 겪을 위험이 무려 40퍼센트나 더 높다는 사실이다. 이처럼 많이 먹거나 체중이 늘어나면 으레 두통을 동반하게 마련이다. 고운하늘 씨 역시 과거 자신이 소화해낼 수 있는 양 이상을 먹었기 때문에 필연적으로 두통을 겪은 것이다.

음식물 찌꺼기나 죽은 세균 등이 혀에 밀가루 반죽처럼 끼는 백태는 박테리아가 생기는 온상이자 입 냄새의 주범이다. 여기서 (발효된) 음식물 찌꺼기는 음식을 충분히 씹어 넘기지 않고 과식 또는 폭식할 때 위장 소화력을 떨어뜨려 입 냄새를 유발하는데, 침이 부족하거나 말라 아침에 나는 입 냄새와는 조금 다른 개념이다. 1일 1식을 하면서 그 불쾌했던 느낌들이 사라진 고운하늘 씨의 경험은 결국 과식과 금지된 음식들을 모두 멀리한 덕분이었던 것으로 보면 되겠다. 또 과식 습관은 1일 1식과는 상극에 있는 복부 비만과 역류성식도질환의 주범이기도 하다. 이는 복부 압력이 높아져 위가 부담을 느낌으로써 하부 식도 괄약근이 느슨해지기 때문이라고 한다. 과식을 통한 영양 과잉도 잦은 음주 때문에 생기는 것으로 알려진 지방간을 일으킬 수 있어 조심해야 한다. 간세포에 기름이 끼는 지방간을 방치하면 간염에서 간경변, 심할 경우엔 간암으로까지 이어질 수 있으므로 꼭 다이어트 때문에 과식을 하지 말아야 하는 것은 아니다.

위가 정말 작아지는가

1일 1식을 하고 있는 사람들은 하나 같이 식욕 또는 식탐이 줄었다고 말하는데 정희연 씨도 그중 한 명이다. 그는 과거 뷔페를 좋아해 친구들을 만나면 유명 뷔페식 레스토랑을 자주 찾았는데, 최고 4시간 동안 먹은 적도 있었을 만큼 과식을 했던 것이다. 하지만 이제는 한 시간만 지나도 토할 것 같아 앉아 있기도 버겁다는 그는 그야말로 1일 1식 효과를 톡톡히 보고 있는 셈이다. 초기 3일 동안은 돌아올 식사 시간을 기다리며 시계만 봤다는 유니맘 씨도 지금은 초콜릿 두 조각을 에너지원으로 삼을 만큼 공복에 익숙해진 상태다. 예전에는 고기를 먹을 때 눈빛까지 흔들렸다는 유니맘 씨가 육식과 과식을 멀리 하게 된 이유는 과연 무엇일까?

우리가 흔히 하는 말 중에 "적게 먹으면 위가 줄어든다"는 말이 있다. 하지만 위장은 원래 크기로 돌아오는 것일 뿐, 줄어드는 것은 아니다. 알려진 바로 사람의 위장은 약 20배까지 늘어날 수 있다고 한다. 하지만 위장은 풍선이 아니므로 과식으로 인해 위하수(胃下垂)가 생겨도 비우면 다시 원래 크기로 돌아온다. 포만감은 사실 위장과 상관이 없다. 사람이 포만감을 느끼는 것은 뇌의 미주신경인 시상하부의 조절 때문인데, 많이 먹던 사람은 중추신경이 그것을 기억해 항상 그만큼을 먹어줘야 포만감을 느끼게 되는 식이다.

운기조식 씨는 그래서 사람 몸을 숙주로 삼는 뇌의 최고 관심은 자신의 생존이고 재미있는 자극이라고 했다. 즉, 뇌는 과식을 해 우리 몸에 지방덩어리가 넘쳐나도 자신에게 필요한 포도당만을 끊임없이 찾고, 그렇게 가공 농축된 포도당에 길들여진 뇌는 숙주의 허리둘레가 50인치라도 아랑곳하지 않는다는 것이다.

흔히 과식을 '정신 줄 놓고 먹는다'는 식으로 표현하는데 여기서 꼭 필요한 것이 바로 적당히 먹고 끊을 수 있는 사람의 '이성'이다. 큰걸음 씨는 그 이성을 단식 또는 1일 1식의 의지에서 찾았고, 그것들로 소화기관이 휴식을 취해 기능이 회복되면 많이 먹어 늘어졌던 위장이 날렵해지고 탄력적으로 변하게 된다고 보았다. 그는 이것을 혈액순환이 원활해 피부나 엉덩이근육에 탄력이 붙는 모습에 비유했다. 이렇게 되면 위장은 적게 먹어도 빨리 포만감을 느끼게 되고 결과적으로 다이어트에도 큰 도움을 주는 것이다.

공복 저울의 원리

|

그런데 양승호 씨는 '폭식'이라 해도 될 만큼 하루 1식을 마음 놓고 먹는다고 한다. 초기에는 1식을 과식하면 몸에 탈이 나 항상 꼭꼭 씹어 먹고 정량을 지켜 먹었던 그였는데 말이다. 왜일까? 이유는 단순했다. 1일 1식을 몇 달 실천한 뒤부턴 그렇게 많이 먹어도 체하지도, 체중이 늘지도 않았기 때문이다. 그는 심지어 아침에 갖는 공복 시간이 '위대하다'고까지 표현했다.

하지만 앞서 논했다시피 과식은 피해야 하는 것이 맞다. 양승호 씨와 다른 체질을 가진 1일 1식 실천자들에게 과식은 해로울 가능성이 더 높다. 나구모 요시노리 박사는 하루 한 끼를 먹는다 해서 좋아하는 것을 참는 게 아니라, 자신이 좋아하는 것을 언제든 먹기 위해 1일 1식을 선택했다고 분명히 말한 바 있다. 아무래도 나구모 박사의 언급이 과식과 관련해 좀 더 객관적이고 현실적인 조언으로 보인다. 물론 과하게 먹어도 탈이 나지 않는 양승호 씨의 긍정적인 몸 상태는 1일 1식의 효과로 따로 기억해둘 만한 것이긴 하지만 말이다.

공복 저울(hunger scale)이라는 것이 있다. 이것은 적당한 시장기가 느껴질 때 음식을 먹고 기분 좋게 배가 찼을 때 수저를 놓는다는 것을 기본으로, 공복과 포만감 신호에 대한 반응에 따라 먹는 수준을 조절하도록 돕는 도구이다. 알려진 바에 따르면 페니 윌슨이라는 영양사가 휴스턴 육상선수들에게 이 공복 저울을 사용해 과식을 막고 선수들의 체중을 줄일 수 있었다고 한다. 공복 저울의 원리는 곧 1일 1식의 원리와 같다. 배가 고프기 전엔 먹지 않고 배가 부르면 그만 먹는다. 하버드 대학의 존 케네스 갤브레이 교수가 "너무 많이 먹어 사망하고 있는 미국인"을 언급했을 때 그 미국인들은 이 원리에 반(反)한 생활을 하고 있었기 때문이다. 이집트 피라미드 비문에는 다음과 같은 글귀가 적혀 있다.

"사람은 자기가 먹는 것의 4분의 1만으로 살아간다."

이 짧은 문장에 담긴 생활 철학 역시 과식을 멀리 하고 적당히 먹자는 1일 1식의 철학과 같다.

회식 자리를
즐기는 방법

직장인에게 회식은 언젠가부터 숙명 같은 것이 되어버렸다. 한 조사 결과처럼 20~50대 대한민국 직장인들의 46.8퍼센트는 여전히 '음주가무형' 회식을 선호한다고 하니 술이나 노래 부르기를 꺼려하는 사람들에겐 그 자리가 고역이 아닐 수 없다. 하물며 먹는 것 자체를 가리고 절제하는 1일 1식 실천자들에게는 두말할 필요가 없을 듯하다. 하루 한 끼 먹는 직장인들의 고민, 어떻게 해결해야 할까?

회식 시간에 맞추어 정한다

|

회식은 보통 저녁에 많이 하게 되는데, 대낮부터 '음주가무'를 할 수는 없기 때문이다. 그래서 어떻게 보면 주로 저녁을 1식으로 삼는 실천자들에게 이러한 시간 패턴은 편할 수 있다. 하지만 음주가무형을 선호하지 않는 나머지 직장인들의 회식이라는 범주로 오면 얘기는 달라진다. 그들의 회식은 점심이 될 가능성과 저녁이 될 가능성이 항상 공존한다. 그래서 유니맘 씨는 회식 시간에 1식 시간을 맞춘다. 식사 때를 바꾸는 것이다. 그러다 보면 하루에 두 끼를 먹을 수도 있지만 조금 덜 먹는다면 크게 문제될 일은 아니다. 어쨌거나 유니맘 씨에게 가장 중요한 건 원장인 자신을 잘 따라주는 직원들과의 '자리'이고, 1일 1식을 기필코 지켜내겠다며 소식하려는 확고한 '의지'이기 때문이다.

동료들에게 알린다

|

그냥 마음 편하게 동료들에게 알리는 것도 좋은 방법이 될 수 있다. 무슨 죄를 지은 것도 아닌데 소심하게 야채 위주로 깨작거리는 모습은 함께 자리한 사람들에게도 뜻하지 않은 불편함을 줄 수 있

다. 그래서 정성민 씨는 회사에서 자신이 1일 1식 소식주의자임을 밝혔다. 회식 자리에 가서도 소식하는 모습을 보이면서 사람들에게 확실하게 인지를 시키고 그들과 좋은 관계를 유지해나가는 것이다. 하지만 회식이 일주일에 두 번 이상인 경우는 문제가 될 수 있다. 그는 여기서 판단을 잘 해야 한다고 했다. 굳이 참석하지 않아도 괜찮겠다 싶은 자리는 빠지고 꼭 참석해야하는 자리라고 판단되면 '오늘은 먹는 날!'로 치고 최대한 즐겁고 행복하게 먹으라는 이야기다. 그는 1일 1식과 소식에 대한 확실한 태도와 긍정적인 모습을 강조했다. 내 건강은 남이 책임져주는 것이 아니니 당당히 1일 1식을 하라는 조언도 잊지 않았다.

한 끼에 집착하지 마라

|

하지만 공복 상태에서 음주는 피하는 것이 좋다. 사람이 빈속에 술을 마시면 술은 장을 거치지 않은 채 곧장 위에서 흡수되면서 위벽을 상하게 한다. 또한 간이 제대로 영양분을 공급받지 못한 공복 상태에서 술을 마시면 알코올 분해 속도가 느려지고 취기는 더욱 빨리 올라 자칫 부담스러운 상황을 만들 수도 있다. 양승호 씨는 저녁 1식을 선택한 이후 술이 들어갈 때 심각한 부작용을 경험했

다. 두 끼를 굶은 상태에서 알코올이 들어가니 몸이 버텨내지를 못하고 쉽게 취해버린 것이다. 그는 그때부터 한 끼에 집착하지 않기로 했다. 세끼를 먹을 때도 어떤 날은 간식을 많이 먹기도 하는데 1일 1식을 한다고 해서 두 끼를 먹으면 큰일이라고 생각하는 건 옳지 않다는 것이 그의 결론이다. 상황에 따른 융통성을 발휘하는 것이다. 회식 전 이미 한 끼를 먹었다면, 술과 밥, 육류는 조금 먹고 야채 등 속이 덜 차고 몸에 좋은 음식들을 꼭꼭 씹어 먹는다면 회식 자리가 마냥 부담되고 불편한 자리는 아닐 거라고 얘기한다. 물론 1일 1식에 대한 강한 의지와 생활화된 습관이 그 전제다.

다른 소일거리를 찾자

불가피한 회식 자리가 부담스러울 때는 식사와 음주 외에 다른 소일거리를 찾는 것도 방법이 될 수 있다. 그중 하나가 대화일 텐데 최승연 씨의 경우가 여기에 해당된다. 실제 한국인들의 식사 습관 중 늘 문제로 지적되는 것이 바로 빨리 먹는 것이다. 음식을 빨리 먹을 때 인간은 포만감을 느끼지 못해 과식을 하게 되고, 이는 다시 폭식과 비만으로 이어질 수 있다. 최 씨는 이미 저녁 식사로 1식을 하고 있기 때문에 회식에 참여해도 큰 부담은 없지만 식당 음식

특유의 자극적인 맛은 어쩔 수 없이 그의 식욕을 위축시켜 가능한 한 회식을 피하는 쪽이라고 했다. 하지만 어쩔 수 없이 참석하게 되면 동료들과 '떠들며' 비교적 느리게 먹고, 적게 먹으려 노력한다고 한다.

최 씨는 식당 음식에 대한 거부반응 말고도 식사 시간이 아닌 때에 식사를 하면 속이 더부룩해지는 경향이 있다고 한다. 그래서 동료들과 식당에 가게 되면 밥 대신 먹을 간식을 따로 싸가거나 사람들에게 양해를 구하고 아예 식사를 하지 않는 경우도 있다고 했다. 하지만 모두 식사를 하고 있는 상황에서 혼자 아무것도 하지 않고 자리만 지키고 있기란 결코 쉽지 않은 일이다. 그는 그럴 때 스스로 할 일을 찾는다고 했다. 가령 이야기의 주도권을 잡고 수다를 떨거나 물을 떠오는 행위, 그리고 고기 굽는 일 등을 자발적으로 하고 있으면 같이 식사하는 사람들도 불편함을 덜 느낄 수 있다는 것이다.

불편한 옷 입기

|

회식 자리에서 '젓가락을 놓지 않는 스타일'이라는 홍미진 씨는 먹을 것이 널려 있는 회식 자리에서 서로 이야기하면서 먹다 보면 오히려 그 양을 조절하기 힘들어진다고 한다. 독자들 중에도 분명

이런 사람이 있을 것이다. 이럴 땐 홍 씨의 설날 있었던 사연을 참고해보자. 1일 1식을 시작하고 나서 '고비'였던 설 명절. 그는 먹을거리가 넘치는 명절에 부러 타이트한 원피스를 입고 인사를 다녔다고 한다. 그 결과 새벽 1시까지 음식을 먹었는데도 집에 와 재어본 몸무게는 그날 아침보다 0.6킬로그램 정도 늘어난 수준이었다. 몸에 붙는 옷을 입어 수시로 몸을 체크하는 이 방법은 회식 자리에서든 결혼 피로연에서든 맛있는 음식이 즐비한 자리에 갈 때 응용하면 분명 득이 될 것 같다. 홍 씨가 설날에 감행한 몸무게 재기 역시 수시로 해주면 자신도 모르게 과식을 하고 있지는 않은지 항상 체크할 수 있어 좋은 방법이다. 무슨 일이든 일상적 의식과 뚜렷한 의지를 가지고 임하면 안 될 일도 되는 법이다.

자신의 식습관을 모르는 사람들과의 자리는 피한다

직장에서 다른 사람들과 마주하는 자리가 회식만 있지는 않다. 이해(利害)와 협상을 본질로 하는 회사 안팎에서 '미팅'은 어쩌면 직장인들이 회식보다 더 자주 맞닥뜨리는 자리다. 이혜미 씨는 동료들과 함께하는 자리보다 외근 나가서 갖는 자리 혹은 외부에서 온 손님과 하는 점심 식사는 부담스럽다고 한다. 대부분의 1일 1식 실천자들처럼 저녁을 1식으로 챙겨 먹는 그는 행여 점심 1식을 한 날에는 저녁을 먹지 않는다. 이 씨는 육식도 하지 않는데 회사 동료들은 이를 이해해주지만 거래처 사람들에게까지 자신의 1일 1식 생활을 이해시키기란 쉽지 않다. 때문에 그는 자신의 식습관을 전혀 모르는 사람들과는 가능한 한 식사보단 차를 마시는 쪽으로 약속을 잡는다고 한다.

"과식을 하지 않도록 스스로 조절하는 방법밖에는 없어요. 1일 1식은 정신력입니다."

이혜미 씨의 이 말은 하루 한 끼가 이미 버겁거나 조금씩 버거워지려고 하는 사람들 모두에게 조용한 일침을 가한다.

26

피할 수 없다면
차라리 즐겨라

세계 3대 요리학교 중 하나인 일본의 쓰지조그룹교의 교장 쓰지요시키는 한 인터뷰에서 "건강을 위해 맛없는 것을 먹으며 10년 사느니 맛있는 음식을 먹고 2시간의 행복을 느끼겠다"고 했다. 먹는 즐거움은 분명 쉽게 포기할 수 없는 '사는 낙'이긴 하다. 1일 1식을 선택한 사람들은 그 낙을 조금만 누리고 또 다른 낙이자 행복의 본질인 '건강'을 선택한 사람들이다. 문제는 그 수가 아직은 소수라는 점, 그리고 '먹는 낙'을 소중히 하는 사람들과 매일 부대끼며 사회생활을 해나가야 한다는 점이다.

관계를 포기할 순 없다

|

사람은 혼자 살 수 없고 또 서로 다르다. 하물며 가족도 서로를 모두 알지 못하고 생활 패턴과 취향이 다 다른데 때때로 만나는 지인들, 비즈니스를 목적으로 만나는 사람들은 더 길게 말할 필요가 없을 것이다. 김재중 씨는 가정과 직장에서 1일 1식을 실천한다는 것은 결코 쉬운 일이 아니라고 단언한다. "밥심으로 살아간다"며 하루 세끼를 당연하게 받아들이는 한국 사회에서 특별한 상황이 아닌 이상 "한 끼만 먹는다"고 하면 모두가 정상인으로 보지 않는다는 것이다. 그래서 추궁도 당하고 회유와 독려도 무던히 받은 그다. 하지만 어쩌랴, 피할 수 없다면 즐길 수밖에. 1일 1식을 한다고 사람들과 소원하게 지낼 수는 없지 않은가. 먹어주되 배부르지만 않게 먹는 것이다. 바로 '소식'이다. 그렇게 김 씨는 주변 사람들에게 "굶어도 결코 죽지 않고 건강해지는 모습"을 보여주고 나서 1일 1식을 인정받았다고 한다.

1일 1식을 하다 보면 예의와 속도의 문제를 고려해야 한다. 가령 동료 직원 한 사람과 외근을 나가 점심을 먹어야 하는데 1일 1식을 하는 자신이 점심을 먹지 않는다면 동료 직원은 혼자 점심을 먹게 될 것이다. 아무리 1식도 좋고 건강도 좋지만 이것은 상대방에 대한 예의가 아니라는 것이 행복남 씨의 생각이다. 그리고 '천천히' 먹는 것. 자리의 분위기에 맞춰 조금씩 꼭꼭 씹어 먹는 습관은 실천자 자신에게나 함께 있는 사람들에게나 아무런 부담 없이 식사를 즐길 수 있도록 해준다. 다른 사람의 3분의 1 속도로 천천히 먹고 다른 사람들이 수저를 놓을 때 같이 놓으면 1일 1식 하는 데 별 어려움이 없다는 것. 이것은 홍미진 씨의 경험담이다.

야채를 많이 먹어라

앞서 다루었지만, 육식은 무조건 최악이고 채식은 무조건 최선이라는 주장은 둘 다 틀린 것이다. 여기서 '야채를 많이 먹어야 한다'는 주장은 1일 1식을 최소 100일 이상 실천한 사람의 경험에서 나온 하나의 제안일 뿐임을 염두에 두도록 하자. 조낙현 씨의 경우, 아침 식사는 가족들과 합의가 이루어진 상태이기 때문에 상관이 없지만 가끔 저녁이 아닌 점심 식사를 먹어야 할 때가 있다. 이때 그는 야채를 많이 먹을 수 있는 음식 종류를 시킨다. 밥공기도 과거와 달라 굳이 한 그릇 다 비우지 않아도 용인하는 사회 분위기가 형성되었기 때문에 반 그릇만 먹어도 전혀 눈치 보지 않아도 된다. 점심은 저녁 식사처럼 과식을 하는 경우도 드물어 문제가 되지 않지만, 그날 저녁 식사 약속이라도 잡히면 조금 난감하다. 하지만 이

때도 가능한 한 야채류를 최대한 많이 먹으면 자리 분위기도 해치지 않고 1일 1식 의지도 지킬 수 있다는 것이 조 씨의 생각이다.

식사 시간을 가능한 한 맞춘다

앞에서도 다뤘듯이 약속 시간에 그날의 1식을 맞추는 것은 직장 밖에서도 좋은 방법이 된다.

"눈총 엄청 받지요. 대놓고 '얼마나 빼겠다고 1식이냐?', '언제까지 할 거냐?' 하는 것은 물론 '그래서 얼마나 빠졌는데?' 하며 훑기도 하고……."

주위에서 이러한 눈총을 받을 때 정희연 씨는 친한 친구들에게 만큼은 세세하게 설명해준다. 건강에 이러이러하게 좋기 때문에 하고 있다, 몸무게가 어느 정도 빠진 건 사실이지만 다이어트가 목적은 아니다, 등등. 하지만 친분이 두텁지 않은 사람들에게는 굳이 밝히지도 않고, 또 알게 되더라도 식사 때를 바꾸어 식사를 한다든지 효소나 한약 같은 다른 걸 먹어서 함께 식사를 할 수 없다는 핑계를 댄다. 그마저 사정이 여의치 않으면 하루 2식을 하게 되더라도 같이 먹고 만다는 게 정 씨의 신조다. 괜히 자신 때문에 식사 자리 분위기가 깨지는 걸 원치 않기 때문이다.

포포비 씨 역시 평소 '하루 세끼'를 지지하는 지인들로부터 눈총은 받지 않지만 약속이 있으면 그 사람(들)과의 한 끼를 그 날의 한 끼로 삼는다. 그 이유는 정 씨와 마찬가지로 자신의 1식 습관이 모임자리에 피해주는 걸 원하지 않기 때문이다.

공개하고 양해를 구한다

|

"충분히 양해를 구한 뒤 점심시간은 혼자만의 시간을 갖는답니다. 산책을 하거나 책을 읽어요. 이젠 다들 알기 때문에 서로 편하게 지내고 있어요. 티타임의 경우, 저는 감기에 좋은 허브차나 몸을 따뜻하게 해주고 면역력을 높여주는 홍삼차를 천천히 마셔요. 오후 2시 이후부터요. 오후 2시 이전까지는 위 공복 시간을 늘려주기 위해 물도 마시지 않습니다." 〈정수진 씨〉

양승호 씨는 처음엔 괜히 구설수에 오르기 싫어 지인들에게 1일 1식 하는 사실을 숨기려 했지만, 주변 사람들의 이해와 협조 없이는 진행할 수 없다는 현실을 깨달았다. 결국 나중에는 마음 편히 공개해버렸다고 한다. 신기하게 보는 사람도 있고 말리는 사람은 많았지만, 찬성하는 사람은 한 사람도 없었다. 하지만 1일 1식을 꾸준히 실천하면서 체중 감량 등 긍정적인 효과들이 나타나고 이를 자랑삼아 여기저기 알리자, 거부감을 보였던 사람들도 오히려 1일 1식에 관심을 갖기 시작했다는 것이다. 가령 52일 '공복 프로젝트 기간'을 마친 뒤부턴 자신감도 강해지고 누구와 이야기해도 이길 자신이 생겼다. 회식 주제가 1일 1식이 되기도 하고, 이에 관해 토론도 하는 등 눈총은커녕 오히려 사람들을 선도하게 되었다고 한다.

정성민 씨도 '미친것 아니냐?', '어떻게 사냐?', '그거 왜 하느냐?' 같은 주위의 온갖 부정적인 반응들에도 굴하지 않고 음식을 시키기 전 아예 "아침만 먹는 사람"이라고 자신 있게 말한다. 그러면서 자연스레 함께 자리한 이들과 1일 1식을 시작한 이유 등 이런저런 얘기를 하다 보면, 여전히 거부감을 보이긴 하지만 그래도 어느 정도 수긍을 하더라는 것이다. 물론 정 씨는 가능한 한 아예 음식을 주문하지 않는 것을 원칙으로 삼지만 어쩔 수 없이 먹어야 할 땐 젓가락질을 많이 하되 나물이나 김치 위주로만 먹고 공기밥은 한두 수저에서 그친다고 한다. 그는 밥 먹기 전 건강상의 이유, 다이어트 이유로 1일 1식 또는 소식을 하고 있다고 미리 당당하게 밝힐 것을 권한다.

1일 1식은 오래, 그리고 제대로 실천해야 건강에 도움이 되는 식습관이다. 그래서 부득이한 상황에서 1일 2식, 1일 3식을 해야 할 날이면 해도 나쁘지 않다는 게 최승연 씨의 생각이다. 1일 1식을 위해 스트레스 받을 일은 없어야 한다는 것이다. 최 씨는 어차피 평생 할 1일 1식인데 매일 스스로를 억압하는 것은 아닌 것 같다고 보는 입장이다. 오늘 불가피하게 1일 2식 이상을 했다면 내일은 다시 마음을 다잡고 1식으로 돌아오면 되는 것이다. 그리고 뚜렷한 자기 주관만 확고하다면 1일 1식을 실천해나가는 일이 그리 어려운 일은 아닐 거라고 용지현 씨는 말한다.

27
간식으로 공복의
허기를 달래다

1일 1식은 공복을 즐기고 공복으로 건강한 삶을 누리기 위한 식습관이지만 때로 견딜 수 없을 만큼 허기가 질 때는 간식을 찾을 수밖에 없다. '공복의 전도사'인 나구모 요시노리 박사도 부분적인 간식 섭취는 필요하다는 것을 인정하며 '완전 영양식품'인 통밀쿠키, 그리고 1분 만에 공복감을 사라지게 하는 흑설탕과 생강홍차를 권한 바 있다. 1일 1식 공식 카페에는 하루에도 몇 차례 '아무거나' 먹지 않기 위한 '간식 추천 바람' 식의 글들이 올라오곤 한다. 말하자면 이 글은 바로 그 질문들에 대한 1일 1식 실천자들의 대답인 셈이다. 이를 참고하여 평화로

워야 할 공복 주기가 고통의 시간이 되지 않도록 하자.

메밀차

|

"배고플 때 따뜻한 우엉차나 메밀차를 한 잔 마시면 배가 불러요. 그것으로 만족이 안 될 때는 과일을 같이 먹기도 합니다."(고운하늘 씨)

먼 옛날 메밀은 흉년이 들었을 때 사람들의 허기를 달래주었다고 한다. 고운하늘 씨가 메밀차를 마시고 포만감을 느낀 이유다. 메밀에 든 필수 아미노산과 비타민은 비만 예방과 피부 미용에 도움을 주고 루틴 성분은 모세혈관에 힘을 불어넣어 고혈압을 이길 수 있도록 해주며, 플라보이드 성분은 손상된 간세포 재생은 물론 간의 해독기능을 강화하는 역할을 한다. 대소변을 원활하게 해주고 스트레스와 두통을 줄이거나 이길 수 있게 도와주는 것 역시 소리 없이 강한 메밀의 힘이다.

콜라비

|

"사과, 당근, 콜라비, 오이, 무 등 씹고 싶은 욕구를 채워줄 수 있는 음식을 싸갖고 다니는 정도죠." (하현의달 씨)

양배추와 무의 맛이 함께 느껴지는 콜라비는 잎과 뿌리 사이 굵은 줄기 부분을 먹는다는 것이 잎을 먹는 양배추와 다른 점이다. 무보다 3배 더 많은 아미노산이 들어 있는 콜라비를 먹으면 허기와 갈증이 동시에 사라지는 것을 경험할 수 있는데 바로 회분성질 덕분이다. 또한 콜라비 속 풍부한 섬유질은 소화를 촉진시켜 식후 훌륭한 소화제가 되어주기도 하며, 낮은 칼로리는 다이어트 효과까지 책임질 수 있는 콜라비의 또 다른 장점이다. 콜라비에는 비타민C와 칼슘도 많아 고혈압을 낮춰주기도 하는데, 특히 비타민C는 상추나 치커리보다 4~5배, 사과보단 무려 10배 이상이 더 함유된 것으로 알려져 있다. 강력한 항암 물질인 글루코시놀레이트를 무보다 최고 29배 더 품고 있는 콜라비는 백혈구와 사이토카인(면역, 조혈, 조직회복, 방어체계를 강화하는 단백질)을 조율해내는 그 특유의 효능으로 근래 웰빙 채소로 소비자들 사이에서 각광 받고 있다.

유기농 쿠키

중독은 경계해야겠지만 탄수화물을 극단적으로 줄이는 것 역시 경계해야 한다. 탄수화물이 부족하면 쉽게 피로를 느끼고 신경도 예민해지게 된다. 하지만 일상에서 스트레스를 많이 받는 현대인들은 포도당을 연료로 하는 뇌의 긴장이 탄수화물 과잉을 불러 살이 잘 찌는 체질이 되기 쉽다. 1일 1식으로 다이어트를 노리는 사람들에게 이는 큰 부담이 된다. 그래서 실천자들이 제안하는 것이 통밀과 양파 쿠키다. 통밀에는 일반 밀에 비해 식이섬유는 6배, 칼륨은 3배 이상 많고 비타민과 무기질도 풍부해 다이어트에는 물론 건강에도 매우 좋은 곡식으로 알려져 있다. 버섯, 두부, 콩나물, 양배추, 무와 더불어 '화이트푸드'의 대표 식품인 양파로 만든 쿠키 역시 허기질 때 먹으면 좋을 웰빙 간식이다. 화이트푸드란 몸속 유해물질을 몸 밖으로 빼내고 외부에서 들어오는 균에 대한 저항력을 길러주는 음식을 뜻한다. 특히 양파는 다른 야채들에 비해 지방 함량이 적고 단백질 함량이 높아 간헐적 단식이나 1일 1식을 하는 사람들에겐 최적의 식품이라 할 수 있다.

줄기콩

|

일본어 '에다마메(枝豆)'로 더 유명한 줄기콩도 좋은 간식거리 중 하나다. 콩은 기본적으로 포만감을 주고 단것이 먹고 싶을 때 그 욕망을 억제하는 데 도움이 되는 식품으로 알려져 있다. 술안주로도 스테디셀러인 줄기콩은 종이컵에 3분의 1 정도만 담아 먹어도 8그램의 단백질과 4그램의 섬유질을 섭취할 수 있다. 이와 더불어 건강한 손톱과 발톱에 기여하는 풍부한 필수 아미노산과 철분 하루 권장량의 10퍼센트도 챙길 수 있어 여성들에게 특히 좋은 영양 간식이다.

아몬드

|

'견과류의 꽃'인 아몬드의 칼로리는 100그램당 597칼로리로 그리 낮은 편은 아니다. 다만 그 지방이 '몸에 좋은 지방', 즉 다이어트를 방해하는 포화지방과 콜레스테롤을 줄여주는 불포화지방산이기 때문에 1일 1식에 적합한 간식이다. 비타민과 미네랄이 풍부한 피스타치오도 마찬가지다. 아몬드는 적은 양으로도 포만감을 준다. 단, 소금 등 양념이 되지 않은 것을 먹어야 그 효과가 배가된다는

사실은 기억하자. 이는 '무염식 원칙'을 세우고 실천한 개그우먼 김신영 씨가 15킬로그램을 감량한 사실과도 같은 맥락이다. 아몬드가 별로인 사람은 호두나 땅콩, 해바라기씨를 섭취해도 괜찮은데 특히 운동선수들이 즐겨 찾는다는 해바라기씨에는 단백질과 비타민 E가 매우 풍부해 노화 방지에 탁월하다. 물론 이때도 무염식 원칙은 지켜야 한다.

학자들은 하루에 한 번 이상 먹으면 관상동맥 심장질환 위험을 59퍼센트 가까이 낮출 수 있고 콜레스테롤 수치도 낮춰주는 견과류 섭취를 적극 권한다. 또한 수명 연장과 노화 예방을 돕고 당뇨병 발병률도 낮춰주므로 1일 1식을 하는 사람들에게 견과류는 선택이 아닌 '필수'가 되어야 할 간식일지도 모른다.

방울양배추

|

허기를 이기는 데는 1.2킬로그램 분량의 칼로리가 밥 한 공기의 칼로리와 같은 방울토마토도 좋지만 비슷한 이름의 방울양배추도 좋다. 방울양배추에는 적은 양으로 포만감을 주는 섬유질이 풍부하고, 항산화작용에 콜레스테롤도 낮춰줘 건강과 다이어트를 동시에 잡아야 하는 1일 1식의 목적에 그대로 부합하는 간식거리라고

하겠다. 방울양배추는 보통 살짝 볶아서 먹는데 지용성 비타민이 몸에 더 잘 흡수되도록 하기 위해선 올리브유를 곁들이면 좋다고 한다.

곤약

|

일본인들이 좋아하는 곤약은 97퍼센트의 수분을 함유한 구약이라는 식물로 만든 가공식품으로, 칼로리 수치가 100그램당 20칼로리 미만에 그쳐 다이어트 식품으로는 그만이다. 적게 먹어야 하는 1일 1식 실천자들에게 곤약을 권하는 가장 큰 이유는 역시 낮은 칼로리에 비해 포만감이 높기 때문이다. 곤약은 몸속 수분을 흡수해 팽창한 뒤 장 안에 머무르는 시간이 길어지면서 긴 시간 포만감을 유지할 수 있다. 단, 곤약만으론 영양 부족 문제가 생길 수 있으므로 다른 야채들을 곁들여 섭취하면 더욱 좋다는 사실도 기억해두자.

짧은 시간에 간식을 먹으려는 욕구는 보통 건강상으로 나쁜 식습관을 가지고 있다는 표시라고 전문가들은 말한다. 그것은 진짜 배가 고파서가 아닌, 휴식을 겸해 '아무 생각 없이' 먹는 것이라는 얘기다. 심심풀이로 간식을 먹기 시작하면 여분의 칼로리가 몸에 쌓이는 것도 문제지만 더 큰 문제는 간식을 먹었다 해서 식사를 덜 먹는 것도 아니라는 점이다.

   정성민 씨는 1일 1식 생활이 궤도에 오르면 무엇을 먹어도 맛있어진다고 했다. 미각이 예민해지는 것이다. 그는 "콩에도 단맛이 있다는 걸 알고 계신가요?"라며 콩 특유의 맛과 향은 사람에게 안정감을 준다고 했다. 1일 1식 중 간식은 정식 식사를 위한 징검다리다. 식사 전 공복의 기다림이 고통스러울 때 간식은 일종의 치유제가 되는 것이다. 예민해진 미각으로 한 알, 한 조각 음미하며 씹어 삼키는 습관을 갖자. 물론 간식을 찾기 전 진짜 배가 고파서인지 스스로에게 묻는 것이 우선이다.

28
먹는 즐거움이 있다면
배고픈 즐거움도 있다

인지심리학에 따르면 편견은 정보를 범주 단위, 즉 스테레오타입(stereotype)로 인식하고 처리하는 인간의 마음 성향에서 비롯된다. 여기서 스테레오타입가 문제 되는 이유는 그것이 범주 간 차이를 무시하고 그 차이를 과장하기 때문인데, 가령 제대로 들어보지도 않은 사람이 헤비메탈이라는 음악 장르를 '시끄럽다'는 범주에 밀어 넣는 순간 편견은 싹트기 시작하는 것이다.

이러한 편견은 보통 고정관념이라는 전 단계를 거친다. 사회적 동물인 인간은 가정과 학교 교육, 그리고 각종 미디어를 통해 주입

되고 형성된 도식에 따라 생각하고 행동하기 마련인데, 여기서 학습된 사회 관념은 그들에겐 대부분 이론의 여지가 없는 것들이다.

1일 1식에 대한 편견 역시 1일 3식이라는 고정관념에서 나온 것이다. 운기조식 씨는 1일 1식을 시작하려는 사람에게 가장 큰 장애는 사회적 편견과 통념이라며, 이 식습관이 사회적으로 자연스럽게 받아들여지도록 하는 건 이혼자나 독신자에 대한 사회적 편견을 깨는 것보다 힘든 일이 될 것이라고 했다. 실제 그동안 대한민국에서 "사람은 하루 세끼를 먹어야 한다"는 생각에 반박의 여지는 없었다. 모두가 그렇게 교육 받았고 세뇌되었으며, 간혹 아침이라도 굶고 등교하거나 출근하면 무슨 큰일이라도 난 것처럼 하루 컨디션을 스스로 망쳐버리곤 했다. 편견은 집단의 견고한 믿음을 거름 삼아 자란다. 이성과 합리보단 '늘 그래왔기 때문에 그래야만 한다'는 은근한 보수성이 편견에는 있다. 그리고 그 편견은 다시 인간을 맹목적으로 만든다. 하루 세끼가 당연했던 한국인들은 머리로도 뱃속으로도 하루 한 끼를 '당연하지 않게' 여겼다. 그들은 어떻게든 하루 세끼를 지키고 싶었던 것이다. 이것이 바로 고정관념의 고정성이요, 편견의 편향성이다.

굶주림에 대한 공포

|

편견은 윗세대의 고정관념이 아랫세대까지 이어진 데서 생긴다. "한국인은 밥심으로 산다"라는 고정관념 역시 보릿고개라는 배고팠던 시절 지금의 '어르신'들이 겪은 굶주림에 대한 공포와 맞닿아 있다. 걸식이 다반사였고 풀뿌리와 나무껍질로 끼니를 때우던 60년 전에는 세끼 꼬박 챙겨 먹기는 아무나 누릴 수 없는 호사였다. 먹는 것에 대한 그 이유 있는 집착은 결국 삼시 세끼 문화로 비약했고, 수 세대를 넘어 지금까지 이어져왔다. 하지만 보릿고개는 말 그대로 옛말이 되었고 삼시 세끼라는 일상의 강령은 식품과 음식을 팔아야 하는 업자들의 소비자에 대한 세뇌성 구호가 된 지 오래다. 현대의 우리는 어떻게 끼니를 챙겨 먹어야 할지를 걱정할 때가 아니라 어떻게 덜 먹을까를 고민해야 하는 '풍요의 시대'를 살고 있다.(여전히 끼니 걱정을 해야 하는 '빈곤층'은 사회경제학적 맥락이므로 여기선 논외로 하겠다.) 결국 비만을 잉태한 물질적 풍요는 현대인들에게 각종 질병을 선물했다. 1일 3식의 고정관념, 1일 1식에 대한 편견을 떨쳐내지 못하면 음식의 풍요는 곧 건강의 빈곤을 부를 것이 뻔하다.

흔들리는 권위

의사와 영양학자들은 사람들에게 아침을 꼭 챙겨 먹되 적게 먹고, 반찬을 고루 먹어 다양한 영양소를 섭취하라는 상식적 멘트를 한다. 바쁜 시간대에 해결해야 하는 아침 식사는 하루 세끼 중 가장 흔히 거르게 되는 식사로, 앞서 언급했듯이 이시하라 유미 박사나 나구모 요시노리 박사 같은 사람들은 300만 년 이상 인간 몸에 익숙했던 '공복력'을 강조하며 이를 정면 반박했다. 가령 배가 고프지 않은데도 때가 되었다 해서 먹는 식사는 과잉 섭취된 탄수화물과 단백질 등이 중성지방으로 바뀌어 피하에 축적돼 비만을 부를 수 있는 것이다. 이시하라 박사가 예로 든 스모 선수의 경우를 보자. 힘을 잘 써야 부와 명예를 누릴 수 있는 그들은 정작 아침은 입에도 대지 않고 격렬한 연습을 한다. 이유는 음식이 몸 안으로 들어가면 혈액이 위로 집중돼 손발 근육에 혈액이 모자라 힘을 쓸 수 없기 때문이다. 아침을 먹어야 기운이 난다는 말은 결국 현대 의학과 영양학의 세뇌에 따른 자기최면인 셈이다.

큰걸음 씨의 말처럼 앞으로 1일 1식에 대한 '전문가들의 만만치 않은 반격'이 예상되는 건 이처럼 자신들이 그동안 일궈놓은 건강 논리가 송두리째 부정될 수 있기 때문이다. '건강 전문가'라는 직함을 내놓아야 할 지경에 이른다면 이것은 그들 입장에선 생계의 차원이므로 더욱 절실한 문제다. 실제 필자 주위 사람들이나 인터뷰 당사자들의 말을 들어보면 근래 의사들이 단식과 소식은 사례도 풍부하여 긍정적이지만, 유독 사례가 빈약한 1일 1식에 대해서만큼은 부정적인 입장을 보인다고 한다. 권위가 흔들릴 때 인간은 예민해지고 공격적으로 변하기 마련이다. 전문가들은 앞으로도 1일 1식의 긍정적 사례들이 하나둘 늘어날수록 불편한 심경을 숨기지 않을 것이다. 그리고 이후에도 다수가 믿고 따르는 그들의 진단과 처방은 1일 1식에 대한 사회적 편견을 계속 부추길 것이다. 이것은 당장 어떻게 바뀔 문제가 아니라 시간이 지나야 해결될 문제로 보인다.

편견 없이 바라보기

사생활을 철저히 존중하는 다른 선진국 사람들에 비해 한국인들은 유난히 남의 일에 깊숙이 개입하려는 성향, 이른바 '오지랖이 넓은' 편이다. 넓은 오지랖은 사회적 고정관념과 편견에 기반한다. 일상적으로 살아가는 패턴이나 일반적으로 하는 생각에서 벗어난 사람들을 그들은 그냥 두고 보지 못하고 간섭하고 종용한다. 서로 다른 것을 틀린 것으로 받아들이는 이 두드러진 성향은 아마도 어린 시절부터 제대로 된 토론 문화를 경험할 수 없었던 한국식 교육

제도에서 비롯된 것일 게다. 왜냐하면 토론은 서로를 이해하기 위한 쌍방의 의사 교환인 반면, 충고는 나를 이해시키기 위한 일방의 의사 전달(또는 주입)이기 때문이다. 충고를 하는 사람은 카타르시스를 느낄지 모르나 당하는 사람은 불쾌할 수밖에 없다. 1일 1식을 하는 지인에게 "그거 왜 하느냐?"는 단편적 질문은 의견도 아니고 충고도 아니다. 그건 그냥 '무례'한 것이다. 물론 이것은 진심 어린 충고와는 다른 차원의 얘기다. 여기에서 말하고 싶은 것은 어디까지나 남의 유연한 생활방식을 딱딱한 사회적 통념으로 재단하려 드는 '간섭 어린' 충고에 대한 짧은 반론으로 생각해주면 좋겠다.

정수진 씨는 《1일 1식》 책을 접하고는 '이 책은 일본이 전 세계를 접수하려는 음모'라 생각했다고 한다. 지금은 그도 1일 1식을 경험하며 만족스러운 생활을 누리고 있지만 처음엔 그 역시 하루 한 끼라는 도발적 제안에 모종의 거부감 또는 편견을 가졌던 셈이다. 하지만 이 책에 소개된 실천자들과 책 밖의 경험담을 종합해보면 "편견은 결국 무지에서 비롯된다"는 혹자의 잠언은 여전히 유효해 보인다. 모든 일에는 이면이 있다. 먹는 즐거움이 있다면 배고픈 즐거움이라는 이면도 있는 것이다. 1일 2, 3식을 하는 사람도 1일 1식을 하는 사람도 앞으론 편견을 버리고 서로의 생활 방식과 입장을 존중해주면 좋겠다.

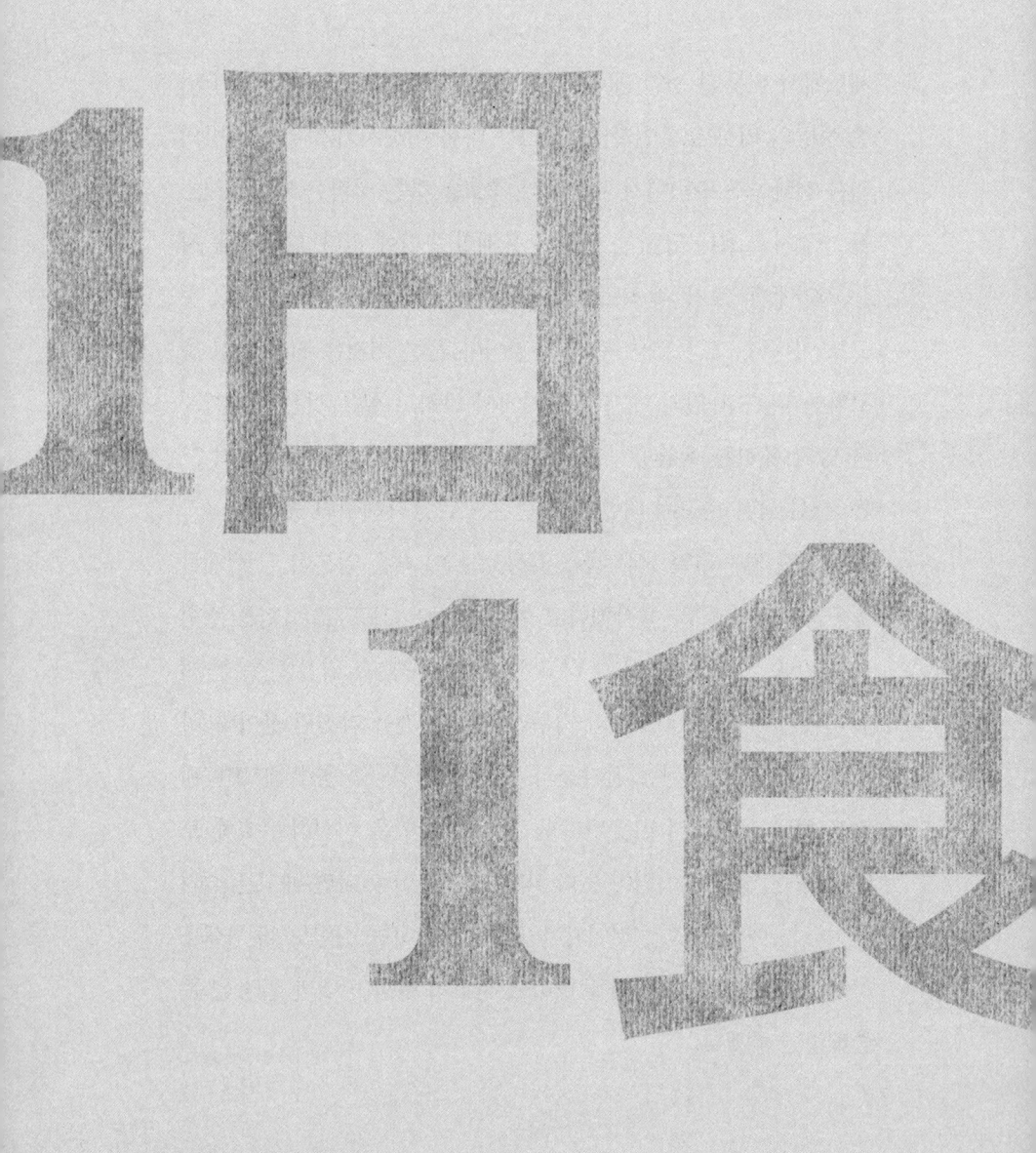

부록

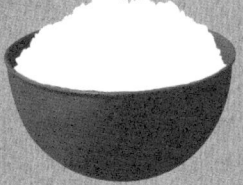

1일 1식, 52일의 기록

- **50대우주인 (남, 50대)**

1주차 : 기아의 시기 - 무조건 참아야 함.
2주차 : 신체의 변화 - 체중이 줄고 세수할 때 얼굴 감촉이 달라짐.
3주차 : 식사 내용 재검토 - 좋은 것을 찾아 먹기 시작함.
4주차 : 동료를 찾음 - 인터넷 검색 등을 통해 같은 경험자들과 정보를 나눔.
5주차 : 자료를 찾음 - 공부하면서 신체의 변화를 확신하고 자신을 스스로 격려함.
6주차 : 타인들과 비교 - 타인들의 경험담을 자신의 것으로 만드는 노력을 함.
7주차 : 확신의 시기 - 자신의 경험, 공부한 내용, 타인의 경험을 섭렵하며 1식에 대한 확신을 가짐.
8주차 : 타인을 가르침 - 마치 종교를 전파하듯 열심히 자신의 경험과 지식을 카페 등을 통해 타인에게 알림.

- **김재중 (남, 40대)**

1주차 : 배고픕니다. 또한 명현현상으로 괴롭습니다. 식사는 한 끼만 드시되 적당히 우유 등을 마셔주세요. 배고픔을 어느 정도는 참을 수 있을 겁니다.

2주차 : 배고픔도 있지만 그동안 먹어왔던 시간에 무엇을 해야 할지 몰라 방황하게 됩니다. 이 시간에 책을 읽거나 공부를 해보면 어떨까요? 뭔가에 집중하다 보면 배고픔도 잊을 수 있습니다.

3주차 : 3주차에 접어드니 자신감과 몸의 가벼움이 동시에 느껴집니다. 체중을 재보고 싶은 강한 욕망이 하루 종일 힘들게 합니다. 그러나 망설이게 됩니다. 기대와는 달리 체중 변화가 없어 지금껏 힘들게 해왔던 1식을 중단하게 될까 하는 염려 때문입니다. 이때는 1식의 기대효과를 카페 등을 통해 확신하면 좋습니다. 본인이 잘하고 있다는 신념을 갖는 데 도움이 됩니다.

4주차 : 벌써 시작한 지 한 달이 되어간다는 기대감과 스스로에 대한 대견함에 감회가 새로워집니다. 다른 사람의 27, 28일차 후기에 관심이 높아집니다. 이제는 안정화되어가는 시기이기에 그럭저럭 여유도 생깁니다. 이제는 새로 시작한 공부나 독서에 집중을 할 수 있게 되니 기왕이면 하고 싶은 분야를 제대로 선택하여 집중해도 좋습니다.

5주차 : 새로 시작한 달이기에 기대감과 활기참이 하늘을 찌릅니다. 한 사이클을 채우겠다는 자신과의 약속이 더욱 강렬해집니다. 꼭 지키겠다고 다짐하십시오. 서서히 고지가 보입니다.

6주차: 이미 생활이 되어버린 1식 생활이 이제는 어색하게 느껴지지 않습니다. 마치 남모르는 금송아지를 품에 안은 듯 자꾸만 비밀이 생깁니다. 벅찬 가슴을 독서나 공부 등 본인이 하고자 하던 일에 집중하시기 바랍니다. 주변 사람들도 이제는 그러려니 합니다.

7주차: 한 사이클의 끝이 보입니다. 체중을 재어봅니다. 실망감이 생길 수도 있겠고, 기대 이상의 기쁨이 있을 수도 있습니다. 그러나 이러면 어떻고 저러면 어떻습니까? 2달 전 나와 전혀 다른 모습이 거울에서 손 반기며 웃고 있는데.

8주차: 계속 1식을 할까 말까 많은 번민이 생깁니다. 지금까지 실천해온 자신이 대견해집니다. 또한 몸이 많이 달라졌고 만족스럽습니다. 이렇게 좋은 것을 멈추고 싶다는 생각은 아예 들지 않습니다. 한 번쯤 보여줄 수만 있다면 누군가에게 보여주고 싶은 강한 욕구가 생깁니다.

- **양승호 (남, 30대)**

1주차: 아침 공복에 따뜻한 물이나 무카페인 차로 위장을 달래면 좋습니다.

2주차: 주변에 1일 1식 한다고 당당히 고백하고 협조를 구합니다.

3주차: 음식을 꼭꼭 씹어 먹는 습관을 들입니다. 이때가 명현현상이 제일 많이 발생해서 탈나기가 쉬울 듯합니다.

4주차: 이때부터는 1일 1식이 어느 정도 체질이 되었기 때문에 장기적인 관점에서 식생활과 생활습관을 점검해봅니다. 해로운 간식 삼가기, 골든타임은 잘 지키고 있는지 등을 점검합니다.

5주차: 체중이 과도하게 빠지지는 않았는지 반대로 과체중임에도 체중이 안 빠지지는 않았는지, 그렇다면 무엇이 문제인지 점검해봅니다.

6주차: 걷기, 공복산행, 스트레칭 등 1일 1식과 잘 맞는 운동을 시작해봅니다.

7주차: 1일 1식으로 좋아진 점, 나빠진 점을 체크합니다.

8주차: 건강검진을 받아보고 1일 1식을 계속할 것인지, 계속한다면 어떤 식으로 식생활을 개선할 것인지 판단합니다.

- **정희연 (여, 30대)**

1주차: 시작하려니 두려운 마음도 있고, 과연 내가 잘할 수 있을까에 대한 의문이 생깁니다. 이때 카페에 들어와 정보도 교환하고 다른 사람들 이야기를 듣는 것이 큰 도움이 되었습니다. 식단 일기도 쓰고 다른 회원님들께 격려를 받으면서 나와 같은 고민과 걱정을 하는구나, 나만 다른 게 아니었구나, 라는 생각에 마음을 다잡기가 한결 수월해졌습니다.

2주차: 한 주를 잘 해냈다는 뿌듯함에 더 잘할 수 있으리라 생각합니다.

3주차: 약간의 익숙함으로 식욕이 폭발한 한 주입니다. 먹는 것을 절제하기 힘들었습니다. 과식과 폭식을 절제하는 나름의 방법으로, 먹는 거 하나하나에 물 한 모금조차 횟수를 세었습니다. 그러다 보니 숫자가 높아질수록 불안하여 먹는 게 절제가 되었습니다.

4주차: 한 달이 다 되어가니 느슨함으로 바뀝니다. 몸무게 변화와 몸의 변화가 가장 두드러지게 나타납니다. 이때쯤 방송에 나가게 되면서 주위에 많이 알려졌습니다. 따가운 눈총을 보내는 분들 혹은 신기한 동물 보듯 보는 분도 있었고, 또 걱정을 해주시는 분 등 관심을 갖는 사람들이 많아졌습니다.

5주차: 약간의 융통성이 생기면서 이제는 자신감을 갖게 되었습니다. 하지만 식욕은 종종 폭발합니다. 나구모 박사님의 강연을 듣고 난 후 다시 한 번 초심으로 돌아가 마음을 잡는 계기가 되었습니다.

6주차: 정해진 52일이 가까워짐에 따라 내가 뭔가 대단한 것을 이루어 냈다는 생각에 뿌듯해지면서 성격과 마음가짐이 달라집니다. 매사에 의욕적으로 바뀌었으며 시간에 대한 소중함과 동시에 아까움을 느꼈습니다. 그래서 뭔가 배울 수 있는 것을 찾게 되었고, 독서량도 늘었습니다. 마음의 양식이 늘어나는 것이 뱃속의 양식이 늘어나는 것보다 더 기쁘고 뿌듯했습니다.

7주차: 6주차와 비슷해진 양상입니다.

8주차: 52일이 끝나면 아 이게 끝이 아니었구나, 이제 시작이라는 생각과 함께 1식을 평생 해야 한다는 생각이 절정에 다다릅니다. 그리고 2식과 3식의 거북함이 제대로 느껴집니다. 그리고 지금까지 간혹 2식은 하나 그 다음 날에는 어김없이 1식으로 돌아가는데, 이에 편안함을 느낍니다. 채식에 관심을 갖기 시작하고 채식 관련 강의도 들으며 1식의 효과와 업그레이드 방법에 대해, 또 약을 먹는 가족들을 위해 좀 더 나은 식단을 준비하려 신경을 쓰고 있습니다.

- **조낙현 (남, 40대)**

1주차 : 초기 설렘으로 시작함. 최소 2식 이상을 먹던 내가 잘 해낼 수 있을까 고민을 많이 함. 허기가 져 많이 힘들었음. 배고픔을 의지로 견뎌낸 시간. 1일 1식으로 인해 아내와 갈등 생김.

2주차 : 2주차에 접어들면서 근력 운동을 시작함. 아직도 허기는 완전히 견디기 힘든 면이 있음. 주위 사람들 또한 부정적인 의견을 계속 주었으나 한번 아파 본 적이 있기에 강한 의지를 불태움. 주로 채식으로 1식을 함.

3주차 : 어느 정도 허기를 달래는 노하우가 생김. 우엉차와 쿠키, 아몬드, 사과 등으로 버팀. 저녁 1식이 정말 맛있게 느껴짐. 근력 운동의 양을 조금 더 늘림. 힘든 줄은 모르겠음. 체중도 생각보다 많이 감량했으며, 뱃살도 많이 들어감.

4주차 : 이제 1식에 많이 적응함. 식사 종류도 거의 고정화. 주위에서도 이젠 1식을 하고 있는 것에 대해 더 이상 부정적인 얘기를 하지 않음. 새로 만나는 분들께도 1식을 알리기 시작함. 1식이 즐거워짐.

5주차 : 습관이 몸에 배임. 가끔 외도도 함. 그러나 체중은 지속적으로 줄어듦. 체중이 너무 감소하는 것이 아닌가 하는 것에 대해 걱정이 됨. 음식 맛을 알기 시작함. 일반 식당에서 하는 식사가 맛이 없어짐.

6주차 : 이미 습관이 되어 별다른 노하우는 없음.

7주차 : 체중이 표준 체중 이하로 내려가 식사량을 조금 늘리기 시작함.

8주차 : 이미 습관화와 체중관리 모드로 진입하여 즐겁게 함. 지금은 매일 아침 5시 기상 이후 잠시 인터넷을 하고 스트레칭과 요가, 그리고 108배를 통해 꾸준히 근력 운동 실시.

- **최승연 (여, 20대)**

1주차 : 다양한 차를 구비해놓습니다. 위가 비어 있는 느낌에 익숙지 않아서 집중이 안 될 때도 있습니다. 하지만 2~3일 정도면 적응하니 그 며칠간 배고플 때마다 차를 마십니다. 우엉차도 좋지만 꽃차나 홍차처럼 평소 잘 먹던 차를 마셔보는 것도 좋습니다.

2주차 : 몸무게가 빠지기 시작하는 것을 느끼게 됩니다. 1일 1식이 익숙해지면서 조금씩 여유가 생기기 시작합니다. 다른 사람들이 식사하러 간 시간을 틈타 평소 공부하고 싶었던 것을 찾아보거나 새로운 요리 레시피에 대해 공부합니다.

3주차 : 식단을 점검하며 스스로의 몸 상태를 평가합니다. 영양가 있는 식단을 짜기란 생각보다 어렵습니다. 1일 1식 카페를 이용하여 식단 일기를 작성하고 서로를 격려하고 식단을 점검하는 계기를 갖습니다.

4주차 : 다양한 모임에도 참석하고 정보를 얻게 되면서 외식을 할 때 가기 좋은 건강한 식당들을 알아봅니다. 혀가 민감해지면서 자극적인 것보다 재료 본연의 맛을 살린 식당을 눈여겨보고 식사를 좀 더 즐기도록 합니다.

5주차 : 1일 1식을 시작한 지 1달이 넘어가면 1식을 하는 데 크게 무리는 없습니다. 혹시 자제하고 있었던 활동(운동)이 있었다면 조금씩 시작해봅니다. 저는 아침 4시에 일어나 절을 하는 운동을 하면서 명상의 시간을 갖기도 했습니다.

6주차 : 52일을 한 주기로 봤을 때 중간이 지난 시점입니다. 스스로 신체 변화를 점검하고 다른 사람들의 식단도 점검해봅니다. 몸에 이상이 있거나 변화가 있다면 기록해둡니다. 이러한 기록들은 스스로에게 성찰의 시간을 주고 때로는 의지가 되기도 합니다.

7주차 : 주변에 1일 1식을 못 알리고 있었다면 조금씩 알리기 시작합니다. 처음부터 1일 1식을 한다고 하면 몸을 해치는 행위라고 만류하기 급합니다. 그러나 1달이 넘은 상태에서 몸의 변화를 겪은

후 알리기 시작하면 그런 만류에 흔들리지 않고 오히려 상대를 설득할 수 있게 됩니다.

8주차 : 1일 1식의 한 주기(52일)를 마치면서 후기를 작성해봅니다. 이런 후기들은 다른 1식 참여자들에게 힘을 주기도 하지만 스스로 1일 1식을 앞으로 어떻게 해나갈지 개선 방향을 잡는 기회가 되기도 합니다.

● 코모보 (남, 40대)

1주차 : 처음 며칠 동안은 무기력과 두통이 생겼습니다. 그러나 3, 4일 지나면 없어지고 몸이 가벼워집니다. 한동안 트림이 많이 나왔습니다. 배가 너무 고파서 딴 생각을 할 수 없습니다. 하루 종일 먹는 것만 생각합니다.

2주차 : 1주차 증상 중에 가려움증을 빼고 나머지는 없어졌습니다. 허벅지가 상당히 가렵고 온몸이 가려울 때가 있습니다. 하지만 머리가 상쾌해져 계속 도전해보고 싶은 생각이 듭니다. 배는 여전히 항상 고픕니다.

3주차 : 중간에 간식을 먹으면 배가 더 고파집니다. 가려움증이 완화되었습니다.

4주차 : 가려움증이 없어지고 낮에 머리가 맑아짐을 느낍니다.

5주차 : 음식을 선별해서 먹는 습관이 생기기 시작합니다. 특히 기름진 음식을 피하게 됩니다. 소화가 빨리 되고 부담이 없는 음식으로 주식이 교체됩니다.

6주차 : 계속해서 시행착오를 겪습니다. 잠의 중요성을 알게 되었습니다. 잠을 안정되게 충분히 자야 다음 날 1일 1식을 잘할 수 있습니다.

7주차 : 오랜만에 뷔페에서 과식을 했는데 일주일간 피가 섞인 변을 보았습니다. 1일 1식을 하기 전에는 이런 현상이 없었습니다.

8주차 : 여전히 힘들고 시행착오가 있지만 2달 정도 되면 점심 식사 생각이 거의 없어집니다. 차라리 '전엔 점심을 왜 먹었나' 하는 생각마저 듭니다.

1일 1식, 1마디

- **50대우주인 (남, 50대)**

    … 1일 1식은 체중을 줄이기 위한 다이어트가 아닙니다. 건강을 위해 평생 지켜야 할 식습관이며, 체중 감량은 부수적으로 따라오는 효과일 뿐입니다. 1식, 운동, 나이에 따른 신진대사 이 세 가지가 균형을 이루면 언젠가는 일정한 체중에 도달하게 됩니다. 그러므로 1식을 실천하는 것보다 1식 때 무엇을 먹느냐가 더 중요하다고 생각합니다.

- **고운하늘 (여, 40대)**

    … 한 번 하는 다이어트가 아니라 평생 가져갈 습관으로 하고 싶습니다. 그래서 구체적으로 어떤 변화가 있는지를 살피고, 보완하고, 스스로를 조율하는 작업에 더 집중해야 할 것 같습니다. 건강하게, 몸도 마음도 젊게, 또 자유롭게!

- **김재중 (남, 40대)**

    … 1일 1식을 하게 되니 자기 자신에 대한 경각심과 가족애가 많이 생기더군요. 1식을 하기 전에는 친구나 회사 사람들과 자주 어울렸었는데, 그러다 보니 경제적인 지출도 많아지고 건강에도 점점 자신이 없

어졌습니다. 술과 부족한 잠으로 인해 피곤한 생활의 연속이었습니다. 하지만 1식을 하면서 180도 바뀌게 되었습니다. 우선 일찍 귀가하게 되고 저녁 식사를 가족과 함께하니 대화도 많이 하게 되었습니다. 술을 한잔 하더라도 집사람과 하게 되고, 부부 사이도 점차 좋아졌습니다. 예전에는 짧고 굵게 살겠다는 철없는 소리를 했었지만, 이제는 처음으로 가족과 오래오래 건강하게 살고 싶다는 생각도 들었습니다. 1일 1식을 통해 건강 외에도 많은 것을 깨닫고 얻게 되어 저는 지금 행복합니다. 앞으로도 나와 가족, 그리고 주변 사람들과 건강하고 행복한 삶을 누리기 위해 1일 1식 생활은 계속하려 합니다.

- **멋진토끼 (여, 30대)**

… 제가 1일 1식에 관해 설명하고, 실천하고 있다고 했을 때 대부분 사람들의 반응이 다음과 같았습니다. "어떻게 안 먹고 살아? 난 그렇게는 못 살아. 차라리 안 빼고 말지!" 또 어머니는 "나중에 아파서 나 고생시키지 말고 알아서 잘 먹고 다녀! 밥 안 먹고 어떻게 살아!"라고 말씀하셨습니다. 이런 만류의 소리들은 한 귀로 듣고 한 귀로 흘리셔야 합니다. 그리고 몸에 이상 증세가 생기면 의사와 상담도 하고요. 단, 무리하지 마시고, 꾸준히 소식으로 실천해보시면 나쁜 것보다는 좋은 것을 훨씬 더 많이 느끼실 수 있을 겁니다. 안 먹는 게 아니라 적게, 알차게 먹으라는 것입니다. 결혼하셨다면 또는 애인이 있다면 같이

하세요. 제가 먼저 책을 읽고 실천하니 신랑이 옆에서 재미없어 했습니다. 왜냐하면 저녁에 즐겨 먹던 야식이나 맥주 등을 먹자고 하면 제가 단호하게 "생각 없어", "안 먹을래"라고 딱 잘라 말해서지요. 하지만 신랑도 책을 함께 읽은 다음에는 1일 1식을 실천하면서 부담스러운 야식보다는 간단한 티타임이나 과일 등을 함께 먹으며 담소를 나눈답니다. 이렇게 하니 다음 날 일어나는 것이 가볍고 눈도 일찍 떠지고 좋습니다.

● 박선진 (여, 40대)

… 1식을 왜 이제 알았나 하는 생각이 들 정도로 매우 만족한 식습관이 되었습니다. 인생에 있어 1일 1식은 나를 잡아주는 고마운 생활 덕목이 될 것 같습니다.

● 양승호 (남, 30대)

… 간혹 젊은 사람들 중 지금은 젊고 건강하니 굵고 짧게 하고 싶은 거 하고 먹고 싶은 거 다 먹으면서 살다가 일찍 죽겠다고 말하는 사람이 있습니다. 솔직히 50, 60대 되거나 병으로 쓰러지면 그런 말 나올지 궁금하더군요. 자기 몸을 소중히 하는 건 가장 기본적인 효도입니다. 그리고 나중에 결혼해서 애 낳아보면 아시겠지만, 세상에서 가장 소중한 것은 가족입니다. 가족들에 대한 가장 큰 배려가 자신의 건강

을 지키는 일입니다. 지금 건강하다고 평생 건강한 건 아닙니다. 20대까지는 괜찮을 수 있지만 30대부터는 건강에 신경을 써야 합니다. 카페에 간혹 20대이면서도 건강하고 활력 있는 삶을 살기 위해 노력하시는 분들이 있는데 정말 보기 좋습니다. 1일 1식이 단순히 한 끼만 먹고 살 빼는 것이 아니라는 것은 1일 1식을 1주일만 해보아도 자연히 알게 됩니다.

- 용지현 (남, 30대)

  … 1일 1식의 목표를 단순히 '살을 빼겠다'로 하기보다는, '건강'과 '장수'를 위한 평생 식습관으로 하는 게 좋습니다.

- 이민희 (여, 30대)

  … 1일 1식을 해도 되는지, 또다시 시작해도 될지 말지는 스스로에게 달려 있습니다. 본인 몸이 충분히 적응하겠다 싶으면 하루 이틀 실패했다 해서 못하는 건 아니니까요. 몸이 적응했다면 충분히 다시 할 수 있습니다.

- 이혜미 (여, 20대)

  … 이 책이 1일 1식을 막연하게 시작하시는 분들에게 도움이 되길 바랍니다. 앞으로도 1일 1식을 평생 실천하려고 합니다.

- **정수진 (여, 30대)**

  … 세포가 새롭게 대체된다는 52일의 1일 1식 대장정에서 반쯤 왔습니다. 52일 후에도 건강상의 문제가 발견되지 않는다면 1일 1식은 계속하게 되겠지요. 먹고 싶은 음식은 종류 상관없이 실컷 먹고는 있지만 유일하게 기피하는 음식이 바로 밀가루로 만든 음식들이에요. 1일 1식을 하지 않는 날이 오더라도 백미, 밀가루 음식은 먹지 않을 생각입니다. 다이어트가 아닌 건강을 목적으로 진행하고 있는 1일 1식! 건강한 신체와 정신을 위해 꾸준히 실천하려 합니다.

- **정희연 (여, 30대)**

  … 1일 1식은 내 몸을 망치려고 또는 단순히 살만 빼겠다고 하는 식생활이 아니라 내 몸을 소중히 여겨 몸과의 커뮤니케이션을 하는 것이라 생각합니다. 세끼를 다 먹고는 들을 수 없었던 몸의 이야기, 이 몸의 이야기를 들어본 분들이라면 세끼가 중요하다고 생각하지 않을 겁니다. 그리고 앞으로도 계속해서 1일 1식의 생활방식을 유지하려 합니다. 전 제 몸의 이야기를 아직 완전히 다 듣지 못했거든요. 요즘 먹을 것이 넘쳐납니다. 고열량, 고지방, 고칼로리 음식들. 그것들을 먹고 난 뒤 결과는 우리가 잘 알고 있는 질병들입니다. 물론 1식을 한다고 그 질병들이 생기지 않는 것은 아닐 겁니다. 하지만 몸의 이야기를 우

리가 들을 수 있다면 손 쓸 수 없는 상태까진 가지 않으리라 생각합니다. 그리고 우리가 조금만 더 적게 먹는다면 어디선가 먹을 게 없어 굶어 죽는 아이들 또한 적어지겠죠. 꼭 1식이 아니더라도 우리 주위의 삶과 우리 몸의 이야기를 들을 수 있는 마음의 여유를 가진 사람이 되고 싶어 1식과 함께 생활을 하려 합니다. 1일 1식은 나 혼자만 잘 살겠다가 아닌, 다 같이 잘 살기 위해 제가 할 수 있는 아주 작은 시작입니다.

- **조낙현 (남, 40대)**

… 1일 1식에 대한 논란이 아직 끝나지 않았지만 100일이 넘은 지금 저에게는 현명한 선택이었다고 자부합니다. 그리고 식탐도 없어지고 건강한 먹을거리에 관심을 많이 갖게 된 계기가 되었습니다. 솔직히 체중이 많이 나가는 분들 보면 안타까운 마음이 많습니다. 그런 분들은 곁에 가서 1식을 권해드리고 싶을 때가 많습니다. 내가 건강해야 주위 사람들도 건강합니다. 본인을 위해, 그리고 가족들을 위해 한 번 도전해보기 바랍니다.

- **최승연 (여, 20대)**

… 사실 해외여행을 다녀온 후 1일 1식 패턴이 깨지고 말았습니다. 일정에 맞추어 음식을 먹다 보니 1일 2식이나 1일 3식을 소식으로 섭취

하는 일도 있었고, 열대과일도 많이 먹었습니다. 그랬더니 바로 반응이 오더군요. 다시 한국에 와서도 한동안 장이 안 좋아 고생을 했습니다. 하지만 곧 다시 1일 1식을 시작했습니다. 제가 몸의 변화를 직접 경험했기에 주위 사람들의 이야기 등, 누가 뭐라고 하든 흔들리지 않을 의지가 생겼습니다. 최근 채식이 안 좋다, 1일 1식이 안 좋다, 다양한 논리들이 나오고 있습니다. 물론 맞는 말도 있고, 틀린 말도 있습니다. 하지만 그런 말에 흔들리지 않을 겁니다. 제 몸에 무엇이 맞는지는 누구보다 제가 제일 잘 압니다. 1일 1식을 하면서 몸이 신호를 보내면 그에 맞춰서 방법을 개선해나갈 것입니다. 적어도 몸이 외치는 신호를 무시하는 사람이 되지는 않을 겁니다. 그래서 저는 앞으로도 평생 1일 1식을 하겠다고는 다짐하지 않습니다. 지금은 1일 1식이 제게 잘 맞지만 나중에는 또 모르는 거니까요. 하지만 늘 제 몸에 가장 좋은 것을 하려고 노력할 겁니다.

- **켄신짱 (남, 50대)**

… 1일 1식을 하고 나서 주변 사람들이 몰라볼 정도로 몸의 변화가 생겼습니다. 이런 저의 모습과 현재 건강 상태를 쭉 가져가고 싶습니다. 1일 1식은 평생 하는 것으로, 한번 실패했다고 끝이 아니라는 각오로 계속 매진하고 싶습니다.

- **포포비 (여, 20대)**

  … 처음 1식을 시작하고 카페에 후기를 올리면서 방송도 출연하고 이렇게 책에까지 제 이야기가 실리고 정말 고마운 일이 많습니다. 고쳐지지 않던, 엉망진창이었던 식습관 때문에 항상 스스로에게 실망하고 살았습니다. 하지만 1식을 하면서 식습관도 고쳤고 무엇보다 밝고 자신감 넘치는 제 모습을 보며 정말 1일 1식을 통해 얻은 것이 많다고 생각합니다. 늘 채울 줄만 알았지, 비우는 것의 중요성을 몰랐었는데 이제 질 좋은 음식들을 음미하면서 먹을 수 있게 되었고 또 좋은 재료를 보는 눈도 생겼습니다. 먹는 것, 정말 중요합니다. 하지만 그만큼 몸을 쉬게 하고 정화시키는 시간도 중요합니다. 1일 1식에 대해 의아해하고 정말 가능한지 궁금해하는 분들이 많습니다. 하지만 이 방법이 정말 우리 몸과 마음을 살리는 방법이라면 여러분도 마냥 '아니야!'라고 하실 것이 아니라 직접 몸으로 경험해보시는 것이 어떨까 합니다.

- **하현의달 (여, 40대)**

  … 긍정적 성격이라 여유롭게 하고 있습니다. 지금처럼 하다 보면 답이 나오겠죠. 아직도 적정 몸무게까지 많이 남아 있는 상태라 열심히 하려고 합니다.

● **행복남 (남, 40대)**

… 새로 시작하시는 분들은 가능한 한 겨울은 피하시기 바랍니다. 1식으로 체온이 떨어집니다. 그리고 운동을 병행하는 것이 더욱 효과적입니다. 저 같은 경우에는 변비를 동반했는데, 미리 대처 방안을 갖고 시작하는 것이 좋아요. 탈모기가 조금 있는데, 이것도 1식으로 치료해볼 생각입니다.

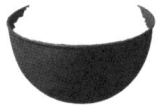

참고문헌

- 《청국장&사과 다이어트》 고도원, 한국경제신문사
- 《목숨 걸고 편식하다》 MBC스페셜 제작팀, MBC프로덕션
- 《인생을 바꾸는 숙면의 기술》 다나카 히데키, 북뱅크
- 《내 몸에 맞는 올바른 운동법》 하비 B. 사이먼, 조윤커뮤니케이션
- 《건강 수명 10년 늘리기》 산제이 굽타, 넥서스
- 《굿바이 불면증》 이리스 함멜만, 국일미디어
- 《내 몸 내가 고치는 음식 습관》 조엘 펄먼, 북섬
- 《내 몸 내가 고치는 식생활 혁명》 조엘 펄먼, 북섬
- 《내 몸을 살리는 7가지 습관》 히가시 시게요시, 해바라기
- 《내 몸이 아프지 않고 잘 사는 법》 하비 다이아몬드, 한언
- 《단식요법의 과학》 고다 미츠오, 미래지식
- 《불로장생 탑시크릿》 신야 히로미, 맥스미디어
- 《채식의 배신》 리어 키스, 부키
- 《SBS 잘 먹고 잘 사는 법 1》 SBS 잘 먹고 잘사는 법 제작팀, 가치창조
- 《암, 성인병을 물리치는 생명의 야채수프》 제임스 전, 월간조선사
- 《비타민 혁명》 좌용진, 웅진웡스
- 《하루를 두 배로 사는 건강숙면법》 오이시켄이치, 시공사
- 《수면 습관이 건강을 좌우한다》 카지무라 나오후미, 삼호미디어
- 《오염된 몸, 320킬로그램의 공포》 야마모토 히로토, 여성신문사
- 《병 안 걸리고 사는 법》 신야 히로미, 이아소
- 《인간이 만든 위대한 속임수 식품첨가물》 아베 쓰카사, 국일미디어
- 《과자, 내 아이를 해치는 달콤한 유혹 1》 안병수, 국일미디어

- 《슈퍼마켓이 우리를 죽인다: 광우병보다 더 위험한 공장 가공식품》
  낸시 드빌, 기린원
- 《오래 살고 싶으면 우유 절대로 마시지 마라》 프랭크 오스키, 이지북
- 《우유의 역습》 티에리 수카르, 알마
- 《사랑하지 말자》 김용옥, 통나무
- 《클린》 알레한드로 융거, 쌤앤파커스
- 《밀가루만 끊어도 100가지 병을 막을 수 있다》 스티븐 왕겐, 끌레마
- 《비타민 C 항노화의 비밀》 하병근, 페가수스
- 《아침 식사는 과일로》 일본 네추럴 하이진 보급회, 배문사
- 《아침 사과 혁명》 다자와 겐지, 위즈덤스타일
- 《내 몸의 스위치를 켜라》 추연우, 열음사
- 《내 몸이 맑아지는 주말 단식》 곽순애, Y브릭로드
- 《진작 알았다면 결코 마시지 않았을 음료의 불편한 진실》 황태영, 비타북스
- 《몸이 따뜻해야 몸이 산다》 이시하라 유미, 삼호미디어
- 《체온 1도 올리면 면역력이 5배 높아진다》 이시하라 유미, 예인
- 《네 안에 잠든 거인을 깨워라》 앤서니 라빈스, 씨앗을뿌리는사람

국립중앙도서관 출판시도서목록(CIP)

```
나는 1일 1식 이렇게 성공했다 / 지은이: 네이버 카페 '1
일 1식&간헐적 단식'. ― 고양 : 위즈덤하우스, 2013
    p. ;    cm

표제관련정보: 누구나 쉽게 시작하는 1일 1식 실천편
ISBN 978-89-98010-18-8 13510 : ₩13000

건강[健康]
식생활[食生活]
식이 요법[食餌療法]

517.52-KDC5
613.25-DDC21                    CIP2013010023
```

나는 1日 1食 이렇게 성공했다

초판 1쇄 인쇄 2013년 7월 4일   초판 1쇄 발행 2013년 7월 11일

지은이 네이버 카페 '1일 1식 & 간헐적 단식'
정리 김성대
펴낸이 연준혁

출판 2분사 분사장 이부연
책임편집 박경순   디자인 함지현
제작 이재승

펴낸곳 (주)위즈덤하우스   출판등록 2000년 5월 23일 제13-1071호
주소 (410-380) 경기도 고양시 일산동구 장항동 846번지 센트럴프라자 6층
전화 (031)936-4000   팩스 (031)903-3895
홈페이지 www.wisdomhouse.co.kr   전자우편 wisdom2@wisdomhouse.co.kr
종이 월드페이퍼   인쇄·제본 (주)현문   후가공 이지앤비

값 13,000원   ISBN 978-89-98010-18-8   13510

- 잘못된 책은 바꿔드립니다.
- 이 책의 전부 또는 일부 내용을 재사용하려면 사전에 저작권자와
  (주)위즈덤하우스의 동의를 받아야 합니다.